똑·똑·한
치질 치료
완전정복

똑·똑·한
치질 치료
완전정복

정희원(강남서울외과 원장) · **오소향**(강남서울외과 원장) 지음

ℿ 중앙생활사

PREFACE

글을 쓰면서

며칠 전 대학생 딸에게 이끌려 병원을 찾은 중년 부인이 문득 생각납니다.

그 부인은 첫딸을 출산한 후 그 출산의 기쁨과 함께 치질의 통증과 출혈의 고통도 함께 얻었다고 했습니다. 치질은 청결하지 못해 생겼다는 수치심으로 전전긍긍하다가 주변 사람들의 "치질 수술을 하면 무지 아파서 기어다녀야 하고, 항문의 힘이 없어져 평생 기저귀를 차야 한다"는 말에 병원에 올 엄두도 내지 못했다고 합니다.

그렇게 딸이 대학생이 될 때까지 참았지만 더 이상 참을 수 없어 병원에 왔다며 무척이나 두려워했습니다. 그 사이 치질을 키워 오기는 했지만 수술 후 밝은 표정으로 "이렇게 쉽고 편안할 줄 알았으면 진작 수술할 걸 그랬어요. 제가 미련해서 고생을 사서 했네요. 주변에 저와 같은 사람들이 많은데 빨리 가서 치료받으라고 전해줄래요. 감사합니다" 하고 진료실 문을 나섰습니다.

치질에 대해서 일반인들에게 물으면 너무나 다양한 생각을 갖고 있습니다. 그 중에는 전문의 뺨칠 정도의 정확한 지식을 가진 사람도 있지만, 저도 잘 들어보지 못한 민간요법으로 병을 키우는 사람들도 꽤 있습니다.

치질이라고 하면 항문의 병을 말하는데, 항문이라는 곳이 좀 은밀하고 감추고 싶은 부분이라 병원을 찾기보다는 무조건 참거나 주변의 여러 가지 속설에 먼저 귀를 기울이게 되기도 합니다.

그러나 잘못된 상식과 민간요법 등으로 치료시기를 놓쳐 병을 더 키워 낭패를 보는 경우도 드물지 않습니다. 이런 환자들을 볼 때마다 늘 안타까운 마음이

정희원 · 우노항외과의 치질 치료 완전정복

들었습니다. 그래서 이 책을 쓰기로 결심했습니다.

이 책에서는 항문에 생기는 질환 중 흔한 치핵, 치열, 치루에 대한 궁금증과 치질에 대한 오해를 좀더 쉽게 이해할 수 있도록 썼습니다.

어떤 질병이든 조기 진단과 치료가 좋은 결과를 낳습니다. 또한 최상의 치료를 위해서는 환자의 참여와 의사의 노력이 필요하다고 생각합니다. 치질을 쉽게 설명하여 항문 질환을 예방하고 치료가 필요할 때 조기에 치료를 받을 수 있도록 안내하는 마음으로 이 책을 썼습니다. 아무쪼록 독자분들의 건강을 기원합니다.

CONTENTS

차례

장희원 · 오승현 원장의 치질 치료 완전정복

2부 치핵

장희원 · 오승한 원장의 치질 치료 완전정복

1부
치질

치질이란?

항문 질환의 총칭

01

치질(痔疾)이란 한문 그대로 항문과 그 주변에 생기는 모든 병을 통틀어 이르는 말입니다.

항문에 생길 수 있는 병에는 항문 안쪽의 혈관이 늘어나서 그것을 덮고 있는 점막이 함께 빠져나오는 치핵, 항문이 찢어지는 치열, 항문이 곪는 치루, 직장의 점막이 빠지는 직장탈, 항문이 가려운 항문 소양증, 항문에 염증이 생기는 항문염, 항문에 사마귀가 생기는 곤지름 등 여러 가지가 있습니다.

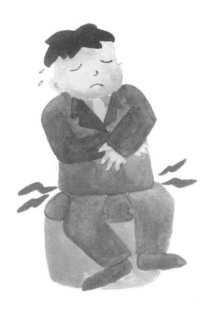

　이런 여러 가지 병을 총칭하여 치질이라고 하여야 하는데
이 중에서 가장 흔한 치핵을 보통 치질이라고 부르는 경우
가 흔합니다. 일반적으로 치질이라고 하면 치핵을 의미하
는 경우가 많지만, 정확한 의미에서는 구별하는 것이 좋습
니다.

치질의
다양한 증상

02

증상을 알면 대처하기 쉽다

　치질의 가장 흔한 증상은 출혈과 탈항(anal prolapse)입니다.

　출혈은 초기에는 배변 시 변에 묻거나 변을 본 후 휴지에 피가 묻는 정도이지만 후기가 되면 배변 후 피가 뚝뚝 떨어지거나, 동맥혈처럼 선홍색으로 뻗치며, 빈혈을 초래할 수도 있습니다.

　또 다른 증상으로는 탈항이 있습니다. 초기에는 직장 항문내강에 돌출된 상태지만 진행되면 항문 밖으로 탈출되어

밖에서도 보이게 됩니다. 초기에는 배변 시에만 일시적으로 보이며 배변 후에는 항문 내로 저절로 들어갑니다.

그러나 점점 더 진행되면 항상 항문 밖으로 탈출된 상태이고 이와 함께 항문 직장 점막도 밖으로 이동되어 자극이나 상처를 받기 쉬우며 표피의 박리, 소양증, 불쾌감이 나타납니다.

그 외에도 통증과 점액 분비 및 소양증 등의 증상을 보입니다. 내치핵은 원칙적으로 통증이 없는 것이 보통이나 내치핵에 통증을 동반하는 것은 혈전이 생기거나, 항문 밖으로 빠져나온 치핵이 항문 안쪽으로 들어가지 못해 부종을 일으켜 그 붓기가 치상선을 넘어 항문 상피에까지 이르기 때문입니다.

🩺 항문출혈

항문에서 출혈이 있는 원인은 매우 다양합니다. 그러나 95% 이상은 항문 질환이 원인이지만 대장·직장암 같은 병도 있으므로 스스로 진단하지 말고 항문경 검사 등을 통해 정확한 진단을 내려 치료해야 합니다.

항문에서 출혈이 있는 경우는 치핵이나 치열에 의한 것이 가장 많습니다. 치핵은 통증이 없으면서 출혈하는 경우가 많습니다. 약간의 피가 휴지에 묻는 정도부터 변기 속이 빨갛게 되도록 나오기도 하며 심하면 물총을 쏘듯이 피가 나기도 합니다. 치열은 보통 배변통이 있으면서 찢어지는 기분과 함께 출혈이 있습니다.

그 다음으로는 직장이나 대장에서의 출혈입니다. 선혈보다는 약간 검은색이 섞인 경우가 많습니다. 궤양성 대장염, 대장·직장암, 대장용종, 대장게실, 세균성 대장염, 아메바성 이질 등에 의해 일어납니다.

일단 출혈은 항상 정확한 원인을 밝혀야 합니다. 직장암의 조기 증상의 하나가 출혈이므로 그냥 치핵에서 나는 피로 생각했다가 직장암이 진행되어 낭패를 보는 경우도 있습니다.

출혈 증상이 있어서 병원에 오면 먼저 항문경 검사를 하여 치핵이나 치열에 의한 항문 출혈인지 보고, 만일 아니면 대장 내시경을 해보아야 합니다. 대장 · 직장암이 걱정이 되어서 대장 내시경을 하지만 출혈의 원인으로 암은 드문 편입니다.

항문경 검사는 항문의 진단에 가장 좋은 검사로 항문 안을 육안으로 보는 것처럼 관찰하는 방법입니다. 과거에는 항문 안을 벌리는 기계를 넣고 의사가 눈으로 직접 들여다보는 방법을 사용하였으나, 최근에는 모니터와 연결하여 직접 의사와 환자가 같이 보며 상태를 확인할 수 있습니다.

또한 화상 자료를 보존할 수 있는 첨단 항문경 검사는 약 20배까지 확대가 가능하므로 아주 작은 미세한 병변까지도 진단이 가능하며, 전 처치가 없는 간단한 검사입니다.

탈항, 항문이 빠지는 것이 있다

변을 보려고 힘을 주거나, 운동을 할 때 혹은 걷기만 해도 항문이 빠져나오는 경우가 있습니다. 이런 경우 항문이 가려운 것과 변이 묻는다는 증상을 같이 호소하기도 합니다.

항문이 빠지는 것은 크게 두 가지로 나눕니다.

첫째, 항문 조직인 치핵이 빠지는 경우이고 둘째, 직장의 점막이 빠지는 경우입니다. 치핵이 빠지는 것을 '탈항'이라고 하며, 직장이 빠지는 것은 '직장탈' 또는 '탈직장'이라고 합니다. 이 두 가지는 대장항문 전문의가 아니면 환자 스스로 구별이 어려우므로 반드시 전문의의 진찰을 받아야 합니다.

치핵이 항문으로 빠져나오는 경우가 빈발하거나 계속 빠져서 밀어넣어야 한다면 치핵 수술이 필요합니다. 이 경우는 항문을 통하여 치핵 근치수술을 하면 2~3일 정도의 입원으로 치료가 가능합니다.

직장이 빠지는 경우는 항문을 통해 수술을 하든지, 복부 절개를 통하여 직장을 빠지지 않게 묶어 두는 수술을 해야 합니다. 다양한 수술방법이 있으므로 환자의 상태와 정도에 따라 수술방법을 결정해야 하고 입원기간도 달라지지만 대개의 직장탈은 10일 이상의 입원이 필요합니다.

오랜 기간 직장탈을 방치하면 직장으로 가는 신경이 손상되어 항문 기능이 망가집니다. 이로 인해 변실금이 나타날 수도 있습니다. 이런 경우에 수술을 하면 그 결과 역시 좋지 않습니다. 그 외에도 드물지만 비후화된 큰 항문유두와 직장용종도 항문이 빠지는 원인이 됩니다. 앞에서 얘기한 질환들은 환자 스스로는 구별이 어렵고, 오래 두면 항문 기능에도 이상을 줄 수 있으므로 반드시 전문의와 상의해야 합니다.

🔮 갑자기 생긴 항문 혹

갑자기 생긴 항문 혹은 혈전성 치핵이나 항문 농양일 수 있습니다. 이렇게 갑자기 혹이 생기면 간단한 외래 진찰과 항문경 검사로 진단을 받는 것이 좋습니다.

혹이 여러 개가 생겼다면 혈전성 치핵일 수 있습니다. 혈전성 치핵이란 혈관이 풍성한 치핵 조직에 염증이나 손상이 와서 피가 응고된 상태를 이야기합니다.

치핵의 합병증으로 어느 정도 진행된 치핵에서 주로 생기지만 아주 작은 치핵에서도 생길 수 있습니다. 그리고 응고

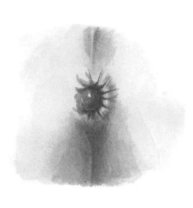

혈전성 외치핵

된 피의 양이나 수, 위치에 따라서 다양한 증상을 나타낼 수 있지요. 작은 혈전인 경우는 이물감이나 불쾌감만 나타나지만, 큰 혈전의 경우는 커다란 혹이 갑자기 생기며 심한 통증을 동반하게 되어서 응급실에 실려오기도 합니다.

혈전성 외치핵은 크기가 작은 경우 수술을 하지 않아도 약 두 달 정도의 시간이 지나면 혹이 없어집니다. 크기가 큰 혈전성 외치핵은 통증이 많고 모양이 나쁘므로 제거하는 것이 좋으며 간단한 외래수술로 혈전을 제거할 수 있습니다.

내치핵의 혈전인 경우는 본래 커져 있는 내치핵의 합병증으로 생기는 것입니다. 보통 2주 이상이나 심하면 4주 이상 통증이 지속되며 혈전이 흡수되어도 자주 재발하므로 빨리 수술하는 것이 좋습니다. 2~3일 정도의 입원 수술이 필요합니다. 혈전이 생겨서 내치핵이 갑자기 커져 있는 경우, 과거에는 혈전이 흡수된 후 수술을 하곤 했지만 지금은 바로 수술할 수 있습니다.

항문 농양에 의해 항문이 곪는 것은 시간이 가면서 통증이 더 심해지는 경향이 있습니다. 배변과 상관없이 계속 아프고 미열이나 국소통, 잔변감 등을 동반합니다. 속으로 번져서 직장을 따라서 농양이 진행되면 치명적일 수 있으므로 진단을 빨리 받고 치료하여야 합니다.

항문 농양의 가장 흔한 원인은 치루입니다. 치루에 의한 항문 농양은 치루근치 수술을 하지 않으면 자주 재발합니다. 그러나 치루가 원인이 아닌 경우는 절개배농술만으로도 치료가 가능합니다.

치루란 항문 안에서 구멍이 나서 대변이 항문 밖으로 세어나가는 상태를 이야기합니다. 항문 안에 있는 항문땀샘이 곪아서 생기는 경우가 대부분이며 수술적 치료가 반드시 필요합니다. 치료가 늦어지면 난치성 치루로 발전하거나 드물지만 치루암으로 발전할 수 있는 질병입니다.

🩺 항문 주변의 좁쌀 같은 혹

항문 주변에 좁쌀 같은 혹이 발견되고 그 크기가 빨리 커지는 경우 항문 곤지롬을 의심해 보아야 합니다.

대개는 항문이 가렵고 여러 개가 동시에 나타나는 특징이 있으며, 표면은 유두 모양으로 조직이 매우 약하기 때문에 가벼운 접촉만으로도 출혈이 일어나기도 합니다.

곤지롬이란 파필로마 바이러스에 의하여 유발되는 질환으로 주로 성적 접촉에 의하여 전달되는 것으로 알려져 있습니다. 곤지롬은 항문에서만 생기는 질환은 아니며 여성의 질, 남성의 요도에서도 생길 수 있는 질환입니다. 감염이 되어도 증상이 나타날 때까지 약 1~6개월의 잠복기간이 있어서 질병의 예방이 매우 어려우며 치료 후에도 재발률이 높아 환자를 괴롭히는 질환입니다.

항문 점막에 이 바이러스가 상주하다가 우연히 점막이나 피부의 손상에 의하여 조직에 침습하여 감염을 일으킬 경우 성교의 병력없이 이 질환이 생길 수 있습니다. 수년이 지나는 동안 그 크기가 커지며 암으로 변화할 수도 있습니다.

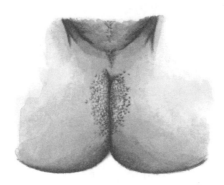

항문 곤지롬

대체로 항문 소양증을 가장 많이 호소하며, 사마귀 모양의 병변이 항문 주변 피부에 발생하고 항문강내 치상선까지 존재할 수 있으며 여러 개가 동시 다발성으로 발생하고 가벼운 접촉에도 출혈이 일어날 수 있습니다.

치료는 올바른 성생활을 하도록 해야 하며, 재감염이나 주위 사람에게 감염을 방지하기 위하여 치료기간과 치료 후 약 4개월간 콘돔을 사용해야 합니다.

포도필린 같은 국소도포제를 사용하기도 하고 전기 소작술, 냉동요법, 레이저 치료, 외과적 절제술 등의 요법이 있습니다.

🌀 속옷에 고름이 묻어요

고름이 어디서 나오느냐에 따라 진단이 달라집니다. 항
문 안에서 고름이 나온다면 항문 안의 염증이나 직장의 염
증에 의한 점액변이 많아지면서 나오는 것일 수 있고, 바깥
쪽 겉의 구멍을 통하여 고름이나 피고름이 나오면서 자주
아프면 치루일 가능성이 높습니다.

항문 안에서 고름이 나오는 경우는 대장 내시경으로 대장
내에 다른 병변이 있는지 확인하고 약물 치료를 하면 됩니
다. 치루는 항문 안쪽에 생긴 구멍을 통해 항문 바깥쪽 옆으
로 관이 뚫려 있는 상태를 말합니다. 그러나 바깥쪽 구멍이
반드시 한 개만 있는 것은 아니며 또 간혹은 구멍이 없기도
합니다.

이런 모든 경우를 치루라고 하며 이런 관을 통해 진물이
나 고름이 계속 나오거나, 때로는 가스나 변이 새어나오기
도 합니다. 손으로 만져 보면 항문 쪽을 향해 있는 딱딱한
줄기가 느껴집니다. 그렇지만 치루가 깊은 곳에 있는 경우
에는, 아무런 표시가 없기 때문에 진단하기 어렵습니다.

바깥 구멍이 하나인 경우는 단순형 치루에서 많이 볼 수 있고, 이때 치료받지 못한 경우는 바깥쪽 구멍이 여러 개가 생겨 복합 치루로 발전하게 됩니다. 드물지만 오래 두면 치루암으로 발전하기도 하므로 발견 즉시 수술을 하여 치료하는 것이 좋습니다.

엉덩이가 자주 곪아요

엉덩이의 혹이 반복적으로 염증을 보이는 경우, 의심할 수 있는 질환은 치루에 의한 항문 농양, 한선 농양, 모소동, 감염된 비지낭 또는 항문 주위 감염성 질환 등이 있습니다.

한선 농양이란 땀샘에서 시작되는 만성 염증으로 겨드랑이, 회음부, 서혜부, 외음부 및 항문 주변에 생길 수 있습니다. 치루에 비하면 매우 드문 병이나, 항문 주위에 염증을 일으키며 구멍을 형성하기도 하므로 치루 혹은 항문 주위 농양과 착각하기 쉽습니다. 이런 증상이 있을 때는 대장항문 전문의의 진찰을 받아야 하며, 근본적인 치료를 하는 것

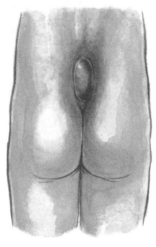

모소동 그림

이 좋습니다.

모소동은 모낭의 만성 염증으로 대개의 경우에 항문 후방의 정중앙에서 많이 생깁니다. 항문 후방으로 약 5cm 정도에 있는 것이 보통이며, 작은 구멍이 있고, 털이 있는 경우도 있으며 없는 경우도 있습니다. 이 역시 한선 농양이나 치루와 감별이 어려운 경우가 종종 있으므로 대장항문 전문의와 상의해야 합니다.

또 항문이 빨개지는 경우는 항문 또는 항문 주위 피부 질환이 있는 경우나 설사나 변비 시 항문에 상처를 받아서 갑자기 항문이 빨갛게 부어오르며 아플 수도 있습니다.

설사가 계속되면 항문에 좋지 않으므로 먼저 설사를 치료해야 합니다. 설사가 멎으면 우선 좌욕을 하고 경과를 관찰하여야 하며, 부종만 있다면 3일 이내에 좋아질 것입니다.

항문 안에 상처가 있어 출혈이 동반되면 치질 좌약이나 치질 연고를 바르면 도움이 됩니다.

가만히 있어도 항문이 아파요

항문이 아픈 경우(직장통)는 매우 흔하지만 환자에게는 가장 괴로운 일입니다.

지속적이며 배변과 상관없이 종창(부어오르는 것)을 동반하는 경우는 혈전성 외치핵 또는 항문 직장 농양 때문입니다. 또 동통이 항문 안쪽 깊은 곳에서 느껴지며, 오랫동안 앉아 있기가 불편할 때는 항문거근증후군일 가능성도 있습니다.

혈전성 치핵은 작은 경우는 그냥 두어도 되지만 농양은 응급 수술이 필요한 질환입니다. 통증이 지속되거나 국소 열감이나 전신 미열이 있으면 반드시 대장항문 전문의에게 진찰을 받아야 합니다.

배변 욕구가 절박하여 힘을 주지만 변을 보지 못하거나

보고도 시원하지 않아 또 힘을 주게 되어 항문 직장통을 수반하는 경우는 항문 직장의 신생물(종양) 또는 염증성 질환 때문일 가능성이 있습니다. 이때는 대장 내시경으로 대장에 질환이 있는가를 확인하는 것이 좋습니다.

또 다른 형태로 직장 내의 둔통이나 압박감이 있는데 공 위에 앉아 있는 느낌 또는 공이 직장에 들어 있는 느낌으로 묘사하기도 합니다. 통증은 앉아 있으면 심해지고 일어서거나 누우면 사라집니다. 이를 '항문거근증후군'이라 하며, 대개 좌욕과 같은 보존적 치료를 하며 전기 자극을 사용하기도 합니다.

또 어떤 경우 낮이나 밤에 통증이 갑작스럽게 발작한 후 대부분 5~10분 뒤 다른 잔여 증상 없이 저절로 없어지고, 배변습관의 변화, 잔변감, 감각 이상 등과 같은 장관의 이상이 없는 경우가 있습니다. 이런 경우를 '일과성 직장통'이라 합니다. 건강한 사람 중 약 14% 정도에서 볼 수 있으며, 여자에게서 더 흔합니다.

치료는 항문 부위를 상방으로 지긋하게 압박하여 통증을 풀고 온수 좌욕, 배변 관장 등을 합니다. 대부분 증상이 일과성이므로 시간이 지나면 저절로 통증이 없어집니다.

🧠 배변통

　배변할 때와 배변 후 갑자기 항문통증이 생길 수 있는 질환은 치열이나 항문 주위의 찰과상, 혈전성 치핵, 치루에 의한 항문 농양 등입니다.

　혈전성 치핵은 콩알 크기 정도의 혹이 만져지는 경우가 대부분이며, 항문 농양은 미열이나 감기 증상 같은 염증 소견을 같이 보이고 대개는 배변과 상관없이 통증이 있습니다. 항문 주위의 찰과상에는 온수 좌욕과 치질 연고가 도움이 됩니다.

　항문에 통증이 있는 경우는 치열에 의한 것이 가장 흔합니다. 자주 보는 치열의 특징적인 증상은 배변 시 통증과 출혈입니다. 통증은 배변 시나 배변 직후 항문이 찢어지는 듯하며, 때로는 묵직하고 쑤시는 듯한 느낌이 배변 후 수시간 지속되기도 합니다. 그리고 출혈은 보통 선홍색으로 화장지나 변기에 소량이 묻어나고, 출혈이 없는 경우도 많습니다.

이런 치열의 원인은 대부분 딱딱한 변으로 인하여 항문관이 직접 손상을 받았기 때문입니다.

치열은 항문이 찢어져 있는 상태이고 이는 다시 급성 치열과 만성 치열로 나눕니다.

급성 치열은 배변 시 변비 등에 의하여 항문이 찢어져 있는 상태로, 변비를 없애고 간단한 좌욕 등을 통해 좋아질 수 있습니다. 만성 치열은 급성 치열이 계속된 변비 등에 의하여 좋아지지 않고 진행하여 항문의 구조적인 변화를 유발하여 약물 치료로 좋아질 수 없는 상태를 말합니다. 또한 만성 치열은 특징적으로 췌피, 비후성 항문유두, 궤양과 같은 삼징증(triad)이 항문에 나타납니다.

급성 치열은 변비가 없어지도록 약을 사용하며, 국소 마취연고나 좌욕을 하고 배변 후 항문 세척을 물로 하면 2주 정도면 치유가 됩니다. 하지만 급성 치열이 약물이나 좌욕 등의 보존적 요법으로 좋아지지 않으면 만성 치열로 진행할 수 있습니다. 만성 치열의 치료는 수술 치료가 가장 효과가 뛰어납니다.

🙌 항문이 가려워서요(소양증)

소양증이란 참을 수 없을 정도로 긁고 싶은 충동을 일으키는 불쾌한 피부감각을 말합니다.

항문 소양증은 병명이라고 할 수는 없으나 항문 질환 검진할 때 많이 듣는 증상 중의 하나입니다. 원인이 있는 것과 원인을 알 수 없는 경우도 많아 하나의 병명이 되었습니다.

남자가 여자에 비해 약간 많다고 하며 모든 나이에서 생길 수 있지만 특히 젊은 사람에게 많습니다. 겨울보다는 여름에 증상이 더 심해지며, 밤에 많습니다.

항문 소양증이 심해지면 반사적으로 항문 주위를 긁어 피부에 상처가 나고 이로 인해 이차 감염, 피부 탈락 등의 피부 손상을 일으킵니다.

항문 소양증은 원인을 찾을 수 있는 이차성 소양증, 원인을 알 수 없는 특발성 소양증으로 나눕니다.

이차성 소양증의 원인은 직장·항문 질환, 항문 주위 위생 상태가 불량한 경우, 피부 질환, 당뇨병, 만성 신부전, 폐쇄성 황달, 갑상선 기능 이상 등의 전신적 질환, 음식물, 부인과 질환, 설사, 약물, 정신적 요인, 감염 질환 등 다양합니다. 이차성 소양증의 치료는 이 원인 질환을 치료하는 것입니다.

특발성 소양증의 원인은 여러 가지 가설이 있으나, 항문의 내괄약근의 기능 이상을 가장 많이 의심하게 됩니다. 이에 대한 치료는 증상에 따른 치료가 대부분이며 항문의 상태를 청결하게 유지해야 합니다. 비누는 자극을 줄 수 있으므로 미지근한 물로 그냥 씻고 비데가 현재로서는 가장 좋은 방법입니다.

비데가 없는 경우라면 좌욕 후 헤어드라이어의 찬 바람을 이용하여 습기를 말리는 것도 좋은 방법 중 하나입니다. 국소 주사 및 수술요법은 효과가 일시적이고 피부 괴사 및 피부 탈락, 감염 등의 합병증이 많아 현재는 거의 쓰이지 않습니다.

🔴 변에 코 같은 것이 섞여 나와요

코 같은 것을 점액이라고 하는데 이 점액은 대장 점막의 배상세포에서 분비됩니다. 점액의 분비는 직장의 융모상선종의 조기 증상, 조기 대장염의 증상, 화학적 관장액에 의한 자극 등이 원인입니다.

점액과 피와 섞여 있으면 신생물이나 염증성 질환을 생각해야 합니다. 정상적으로는 환자가 배변실금이 없다면 점액이 항문을 통해서 분비되지는 않습니다. 속옷에 얼룩이 생기는 것은 4도의 치핵, 직장탈, 치핵 수술 후 발생한 점막외번증, 직장의 융모상선종 등에서 볼 수 있습니다.

점액변이 나오는 까닭은 여러 가지입니다. 치핵 같은 항문 질환이 있어서 그럴 수 있으며 그 외엔 직장염, 과민성 대장염 같은 질환도 원인이 될 수 있습니다.

약간의 점액이 나오는 경우는 세척만 하고 그냥 지내기도 하지만 그 양이 많으면 원인을 없애주어야 합니다. 과민성 대장염에 의한 경우라면 약물 치료를 하면 증상이 좋아질 수 있습니다.

🧠 잔변감

잔변감을 쉽게 표현하면 변을 보고도 시원하지 않고 다시 또 보고 싶은 느낌입니다. 이런 잔변감을 느끼는 경우는 매우 다양합니다. 직장암의 증상도 이와 비슷하여 환자들의 많은 수가 암의 공포에 시달리는 경우가 많습니다.

직장암의 대표적인 증상 중의 하나로 알려진 이 잔변감은 치핵과 같은 항문 질환에서부터 직장형 변비나 장중첩증의 양성 질환, 과민성 대장염 같은 기능성 장 질환에서도 나타납니다.

치핵에 의한 잔변감이 있는 환자는 화장실에 앉아 있는 시간이 늘어나 치핵이 더 심해지는 악순환이 계속되기도 합니다.

잔변감이 있을 때는 대장 내시경으로 병변을 찾아야 하며 대장 내시경 검사를 하여도 이상이 없는 상태라면 배변 조영술을 해보는 것이 좋습니다.

장중첩이나 대변이 직장에 남는 변비(직장형 변비)가 있는 경우는 배변 조영술을 해서 이상이 있으면 그에 따라 치료를 해야 합니다. 배변 조영술상 이상이 없으면 직장 감각 측정을 하여 감각장애로 인한 잔변감이 주증상이라고 판명되면 바이오 피드백을 통해 감각훈련을 하면 정상적인 배변 활동이 가능해집니다.

2부
치핵

치핵
내치핵과 외치핵으로 구분

치핵은 정상적인 항문 안쪽의 정맥들이 확장되며, 그 정맥을 둘러싼 지지조직의 노화로 항문관 내로 돌출되었다가 더 심해지면 아래로 늘어져 항문 밖으로 빠져나오는 상태를 말합니다. 이 치핵은 히포크라테스 시절의 기록은 물론 성경에까지도 묘사가 되어 있어 아마도 인간의 역사와 더불어 시작된 가장 오래된 질환 중에 하나라고 생각됩니다.

사람이 직립 보행을 하면서 발병하였을 것으로 추정되나, 유사 이래 수많은 의사들의 연구와 진료의 대상이었음에도 불구하고 결정적인 예방법은 아직 없습니다.

치핵은 내치핵과 외치핵으로 나누게 되는데 내치핵은 내치핵총이 늘어나 있는 상태이며, 외치핵은 외치핵총이 늘어나 있는 것과 항문 주위의 피부가 늘어나 있는 상태(피부꼬리)를 말합니다. 내치핵총이 늘어나는 이유는 여러 가지 학설이 있지만 현재는 반복된 변비나 배변에 의한 충격으로 내치핵총이 노화되어 생기는 것으로 생각하고 있습니다.

내치핵은 그 증상에 따라 4단계로 분류합니다.

제1기(1도) 내치핵 배변 시에 출혈만을 보이는 상태로 혈관이 신축성이 있어서 항문 안쪽을 만져 보면 아무것도 만져지지 않는 상태입니다.

제2기(2도) 내치핵 배변 시 변과 함께 항문 밖으로 탈출이 되나 배변이 끝나면 바로 들어가므로, 본인이 예민하지 않은 경우는 대개 모릅니다.

제3기(3도) 내치핵 배변 시에 항문 밖으로 탈출이 되며 바로 항문 안으로 들어가지 않고 일정 시간이 지나서야 들어가거나, 혹은 손으로 밀어넣어야 하는 상태입니다. 배변 후 일정 시간

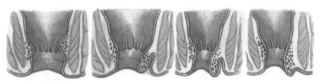

| 1기 내치핵 | 2기 내치핵 | 3기 내치핵 | 4기 내치핵 |

동안 찝찝한 불쾌감을 호소하기도 하고 잔변감을 느끼기도 합니다. 또 이 3기를 전기와 후기로 나누기도 하는데 전기는 배변 시에만 탈출이 되는 경우이며, 후기는 배변 이외에도 쪼그려 앉거나 골프와 같은 운동 때 복부에 힘을 주면 탈출되는 경우를 말합니다.

제4기(4도) 내치핵 내치핵의 말기 상태로 탈출이 지속적으로 되어 스스로 혹은 손으로 밀어넣어도 들어가지 않는 상태입니다. 이때는 속옷에 변이 묻는다고 호소하기도 하고 치핵의 부종이나 염증 등으로 인하여 통증이 심하기도 합니다.

외치핵은 외치핵총이 역시 노화되어 생기기도 하지만 염증이나 외부 상처에 의하여 생기기도 하며 피부가 늘어나 있는 피부꼬리는 대개는 염증이나 상처 때문에 생기게 됩니다.

치핵의 원인

발생원인이 남녀간 다소 차이가 있다

02

내치핵총이 늘어나는 이유는 여러 가지 학설이 있지만 현재는 반복된 변비나 배변에 의한 충격으로 내치핵총이 퇴화되어 생기는 것으로 생각이 됩니다.

외치핵은 혈관이 늘어나 있는 혈관성 외치핵과 혈관의 확장 없이 피부만 늘어나 있는 피부성 외치핵(피부꼬리)으로 나눕니다. 혈관성 외치핵은 외치핵총이 퇴화되어 생기는 것이지만 피부성 외치핵은 변비, 임신 등에 의하여 항문에 과도한 압력에 괄약근이 약한 앞쪽으로 피부가 반복적으로 밀리면서 늘어나는 경우와 외부 상처에 의하여 2차적인 염증반응으로 피부가 늘어나 있는 피부꼬리가 포함됩니다.

항문직장염에 의한 2차적인 상처에 의한 피부꼬리도 있지만 제일 흔한 것은 치열로 반복적인 항문의 파열이 만성적으로 일어나면 주위 피부와 배변 시 압력과 대변의 세균에 의하여 염증이 생기면서 늘어나게 됩니다.

이런 피부꼬리는 항문 위생과 미용적인 문제를 유발할 수 있는데 혈관성 치핵과 달리 간단한 외래수술로 치료가 가능합니다.

그 외에 항문의 치핵혈관의 특징인 모세혈관 없이 치핵정맥과 동맥이 바로 연결되어 있어서 과도한 동맥압이 정맥에 압력을 주어서 정맥이 늘어나게 되어서 치핵이 커진다는 설도 있습니다. 이에 대한 증거로는 치핵의 출혈은 일반 정맥의 출혈과 달리 아주 빨간 피가 즉, 동맥혈이 나오는 것을 들 수 있습니다.

치질은 가족적인 특징이 있으며 치질이 심한 사람이라도 변비 등 특정배변장애가 없는 사람도 많이 있습니다.

제가 이해하기론 치질은 항문괄약근에 부착되어 있어야

할 치핵총 조직이 배변 시 충격에 의하여 손상을 받아서 늘어나게 되고 이렇게 늘어나게 되면 배변 시마다 밀리게 되므로 손상이 가중되며 더욱더 커지게 되면서 부착된 부위까지 떨어지면서 점점 더 진행되는 것입니다.

항문 안에서 있어야 할 치핵이 초기엔 배변 시 순간적으로 빠지게 되는 경우를 2기로 이해하면 되며, 배변 후에도 일정시간 빠지는 경우는 3기로 생각하면 됩니다.

이런 과정은 개인적인 차이가 심하여 심한 변비가 있어도 치핵 발생이 안 되는 사람이 있는가 하면, 항문이 선천적으로 약한 사람은 쾌변에도 불구하고 젊은 나이에 진행된 치핵을 가질 수 있습니다.

치질이 문제가 되는 시기가 30~40대인 이유는 약한 항문을 가진 분들이 빠른 시간에 진행된 치핵을 가지게 되는 것 때문입니다. 젊어서 발생하는 치핵은 진행속도가 빠르다는 특징이 있습니다.

30년 전 국내 통계를 보면 치핵 수술은 남성이 여성보다 많이 받았고, 치핵의 발생원인이 남성들의 술먹는 습관과 위생불량이라고 제기되기도 했습니다. 그런데 요즘의 통계를 보면 남성보다 여성이 더 많이 수술을 받습니다.

여성의 경우 남성에 비하여 변비가 많으며 임신과 출산 등의 부담이 항문에 나쁜 영향을 미치기 때문입니다. 그리고 해부학적으로 항문의 앞쪽에 외음부가 있어서 배변 시 앞쪽으로 모든 압력이 쏠리기 때문에 치핵 발생에 대하여 남성보다 취약합니다. 과거에 남성이 수술을 많이 한 원인은 여성은 치핵을 숨기는 경향이 강하여서 수술을 하지 않았기 때문입니다.

이런 통계는 국내뿐만 아니라 세계적으로 사회와 경제가 발달되는 과정에서 보이는 경향입니다.

치핵의 진단

문진·직장수지 검사·항문경 검사

치핵의 진단은 문진이나 직장수지 검사, 항문경 검사로 쉽게 할 수 있습니다.

문진은 기간에 따른 증세 발현과 배변습관 및 배변 시에 따르는 증상을 묻는 것입니다. 이에 따라 내치핵에서의 출혈이 확실한 경우에도 직장이나 결장에 암이나 염증이 동반되어 있는지 충분히 검사를 할 필요가 있으므로 직장경 검사를 시행하는 것이 좋습니다. 40세 이상 환자에서는 내치핵에 암이 함께 존재하는 경우도 있으므로 암이 의심스

러우면 조직검사를 할 필요가 있습니다.

직장수지 검사란 의사가 항문에 손가락을 넣어 항문 안을 만지는 검사입니다. 얇은 고무장갑을 끼고 윤활제나 마취제를 검지에 바르고 환자의 항문 안에 넣어서 항문을 검사하는 방법입니다.

손가락의 두께는 비교적 작으며 윤활제를 사용하므로 검사할 때 통증을 유발하는 경우는 거의 없습니다. 검사는 우선 외부에서 항문의 모양을 보고 그 다음 항문 주위 피부의 염증 여부, 항문 주위에 혹이나 사마귀 여부, 항문 주위의 피부가 늘어져 있거나 치핵이 밖으로 빠져나와 있는지를 봅니다. 그리고 약간 항문을 벌려서 항문이 찢어져 있는지를 봅니다.

항문 외부가 육안으로 정상이라고 생각되면 항문 안에 검지를 서서히 밀어넣으며 항문의 압력을 손가락으로 느껴서 괄약근의 상태를 알아보며, 손가락으로 병변이 있는지를 만져 봅니다.

직장수지 검사로는 약 8cm까지 검사가 가능하며 직장암처럼 딱딱한 혹이 만져지는 경우는 이 검사만으로 거의 진단이 가능합니다. 그러나 아주 말랑말랑한 혹이 있는 경우 즉, 치핵인 경우는 진행이 심하지 않으면 진단이 어렵습니다.

항문경 검사는 항문의 진단에 가장 좋은 검사로 항문경을 이용하여 항문 안을 관찰하는 방법입니다. 최근에는 모니터와 연결하여 직접 환자와 의사가 같이 보며 상태를 확인하고, 화상 자료를 보존할 수 있습니다. 약 20배까지 확대가 가능하므로 아주 작은 미세한 병변까지도 진단할 수 있습니다.

치핵의 치료
올바른 배변습관이 중요

04

　치핵 수술 전까지 집에서 할 수 있는 치료방법은 무엇일까요? 집에서 할 수 있는 방법은 식이요법 및 변완화제, 통증 치료, 좌욕과 배변습관의 교정 등이 있습니다.

　치핵으로 인해 출혈이 있거나 항문이 불편한 경우 일시적인 증상의 완화를 위해서는 좌욕을 하는 것이 좋습니다. 좌욕은 항문괄약근을 이완시켜 근육 경련으로 인한 통증을 줄여 줍니다. 또 항문 부위를 청결히 세척하고 혈액 순환을 촉진시켜, 항문에 생긴 혈전의 용해나 상처의 치유를 빠르게 해줍니다.

좌욕방법은 수돗물을 손으로 만져서 따끈하게 느낄 정도 (약 섭씨 40도)로 데운 후 좌욕기나 대야 등에 3분의 2정도 채운 다음 엉덩이를 벌리면서 충분히 담근 다음, 항문의 괄약근을 오므렸다 폈다 하며 약 5~10분간 계속합니다. 이 때의 물은 끓일 필요 없이 온수와 냉수를 적당히 섞으면 되고, 소독약이나 소금 등을 넣을 필요는 없습니다.

좌욕은 배변 직후에 하는 것이 좋습니다. 물이 너무 뜨거우면 화상을 입기 쉽고, 너무 오래 하는 것도 좋지 않습니다. 샤워기를 이용해도 좋고, 욕조에 물을 받아놓고 들어가서 앉아 있어도 좋습니다.

허리나 엉덩이가 차면 항문의 혈액 순환이 나빠져 치핵에 좋지 않습니다. 찬 곳에 앉는 것을 피하고 항상 엉덩이를 따뜻하게 해야 합니다.

술은 항문에 아주 해롭습니다. 또한 고춧가루, 생강, 겨자 등은 소화되지 않고 배변 시 항문 주위를 자극하여 울혈과 염증을 일으킬 수 있으니 삼가는 것이 좋습니다.

변비나 설사는 항문 위생에 매우 나쁘며 항문에 손상을

주기 쉽습니다. 빠른 시기에 치료해야 항문 질환을 예방할
수 있습니다.

치핵은 항문의 지나친 압력에 의해 악화됩니다. 장시간
앉아서 운전을 하거나 일을 하는 경우에는 항문 질환 특히
치핵에 걸리기 쉽습니다. 1~2시간 후에는 누워서 한 5분
정도 휴식을 취하거나 가벼운 체조 등을 해주면 좋습니다.
골프나 역도 등 복부의 압력을 지나치게 가하는 운동은 피
하는 것이 좋습니다.

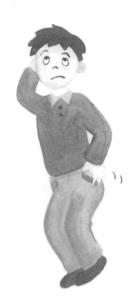

대장항문 병원을 찾는 환자들을 보면 배변습관이 잘못되어 있는 경우가 많습니다. 올바른 배변습관을 가지는 것이 항문 건강에 가장 중요한 요소이기도 합니다. 올바른 배변습관을 위해 하루에 꼭 한 번 변을 봐야 건강하다는 고정관념을 버려야 합니다. 배변은 하루에 3회에서 1주일에 3회 이상이며 이때 불편함이 없으면 정상입니다.

규칙적인 배변을 위하여서는 다음과 같은 사항을 유의해야 합니다.

첫째 규칙적인 식사가 제일 중요하며 음식을 천천히 꼭꼭 씹어 먹어야 합니다.

둘째 충분한 식이섬유소(dietary fiber)의 섭취와 수분의 섭취가 중요합니다. 식이섬유소란 소화가 되지 않는 섬유질로 대변의 부피를 만들어주며 대장의 수분 흡수를 막아서 대변을 부드럽게 합니다. 하루 30~50g의 식이섬유소의 섭취가 영양학적으로 필요합니다. 과일과 채소를 먹고 반드시 충분한 수분의 섭취도 함께 해야 하므로 물, 우유, 과일 주스 등을 많이 먹어야 합니다.

셋째 운동을 규칙적으로 매일 하는 것이 좋습니다. 유산소 전신운동은 장운동을 도와 주고 스트레스를 해소시켜 배변을 쉽게 합니다. 주당 5~6일간, 하루 20~40분씩 걷기, 조깅, 수영, 줄넘기, 계단 오르기, 등산 등을 자신의 건강 상태 및 체력 수준에 따라 실시하는 것이 좋습니다. 시간과 공간이 제한된 경우 아침과 저녁에 잠자리에서 맨손 체조를 실시하는 것만으로도 좋은 효과를 얻을 수 있습니다.

넷째 변의를 느끼는 경우에는 바로 화장실에 가는 것이 좋습니다. 순간을 놓치면 나중에 변의가 생기지 않으며 변을 보기가 어려울 수 있습니다.

다섯째 화장실에서 무리한 힘을 주는 것과 오래 앉아 있는 것은 금물입니다. 대부분 변은 30초 이내에 나오고 그 후 약 30초 동안 잔여 대변이 2~3회로 나누어 나옵니다. 따라서 그 이상 변기에 앉아 있는 것은 치질을 만듭니다. 흔히 화장실에 갈 때 신문이나 잡지를 가지고 가는데 이 역시 나쁜 습관 중 하나입니다. 앉아서 3~4분이 지나면 일어서고, 조금 덜 누었다고 생각되면 일단 일어섰다가 다시 보는 것이 좋습니다.

반드시 변을 전부 다 보아야 한다고 생각해 힘을 무리하게 주지 마세요. 편히 변을 보는 것이 항문을 위하여 매우 중요합니다.

배변습관은 부드러운 변을 편하게 단시간에 배변할 수 있도록 하는 것이 중요합니다.

보존적인 요법
적당한 운동과 식습관 개선

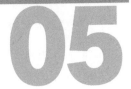

　치핵의 치료방법은 그 진행 정도 및 종류, 합병증의 유무에 따라 보존적인 요법, 비수술적 요법, 수술적 요법 등으로 크게 나눌 수 있습니다.

　치핵 치료의 보존적인 요법은 식이요법 및 변 완화제, 통증 치료, 좌욕과 배변습관의 교정 등이며 이것만으로도 증상이 호전되는 치핵 단계가 있습니다.

　치핵에 대한 식이요법은 변비에 대한 식이요법과 같습니다. 변비의 예방과 치료는 치핵의 발생을 예방함과 동시에 치핵의 치료방법이기도 합니다.

대부분의 변비의 원인은 불충분한 식이섬유소나 수분의 섭취와 불규칙한 식사습관이므로 이를 개선하는 것이 가장 중요합니다. 음식을 잘 씹어 먹지 않으면 소화불량으로 전분이 흡수되지 않고 배변되므로 풀 같은 변이 되기 때문에 항문 주위가 더럽혀져 위생에 좋지 않습니다.

대부분의 경우 늦잠으로 아침 식사를 하지 못하거나 천천히 식사를 할 수 없는 사람에게서 치핵의 발생이 많습니다. 때문에 아침 일찍 일어나 운동하고 아침 식사를 꼭 하는 것이 좋습니다.

배변습관의 교정을 위해 규칙적인 배변을 해야 하며 다음과 같은 사항들을 실천에 옮기는 것이 좋습니다. 이미 앞에서 자세히 얘기한 것들이나 다시 정리하여 소개합니다.

첫째 규칙적인 식사를 하며 음식을 천천히 꼭꼭 씹어먹어야 합니다.

둘째 충분한 수분 섭취를 위해 물, 우유, 과일 주스 등을 많이 먹도록 합니다.

셋째 운동을 규칙적으로 매일 하는 것이 좋습니다. 특히 빨리 걷기나 조깅, 자전거, 수영 등의 유산소 운동이 좋습니다.

넷째 변의를 느낄 때에는 바로 화장실에 가도록 합니다.

다섯째 화장실에서 무리한 힘을 주지 않는 것이 좋습니다.

여섯째 하루 30~50g의 충분한 식이섬유소를 섭취하는 것이 필요합니다. 과일과 야채를 많이 먹고, 반드시 충분한 수분 섭취가 동반되어야 합니다.

배변습관은 부드러운 변을 편하게 단시간에 배변할 수 있도록 하는 것이 중요합니다. 치핵 환자는 치핵이 부어 있어 배변 후에도 잔변감이 남아 있으므로 그것을 내보내려고 힘을 쓰면 치핵은 더욱 악화됩니다.

항문의 청결은 치핵의 보존적 치료에 또한 중요합니다. 치핵의 악화는 감염과 밀접한 관계가 있으므로 항문을 청결히 하기 위해서는 배변 후에 좌욕을 하는 것이 좋습니다. 보통의 따뜻한 물이 좋고 소독약이나 크레졸, 소금, 비누 등은 오히려 피부염을 일으키므로 맹물이 좋습니다.

치핵 자체의 치료를 위한 약물요법에 대해서는 과학적으

로 증명이 되어 있는 효과적인 약물은 아직까지 없습니다. 치핵에 주로 쓰이는 약물의 효과는 주로 치핵의 합병증 조절 및 증상 완화가 주목적입니다. 치핵 개선제로 알려져 있는 약들은 치핵의 치료에 효과가 있다는 과학적인 근거가 아직은 모자란 형편입니다.

치질 좌약이나 연고 역시 마찬가지입니다. 연고나 좌약도 경험적으로 효과가 있다고 생각되는 여러 가지 약제를 사용하여 항문의 세정, 점막 보호, 염증을 가라앉히는 효과를 기대할 수 있을 뿐입니다.

그런데 연고나 좌약 중 주의하여야 할 사항은 부신피질 호르몬이 들어 있는가 하는 것입니다. 부신피질 호르몬이 들어 있는 약제는 2주 이상 연속 사용하는 것을 제한하여야 합니다.

또한 수술을 예정한 경우는 약 1주일 전부터 그 약제를 사용하지 말아야 합니다. 합병증이 있는 경우는 통증을 경감하며 염증을 예방하기 위하여 진통 소염제, 항생제 등을 사용하기도 합니다.

치핵의
비수술적 치료
심하지 않은 경우에 효과적인 방법

06

모든 치핵의 가장 확실한 치료는 수술적 치료지만 치핵 수술은 입원을 해야 하며 어느 정도의 통증을 유발하므로 수술을 피하려는 노력을 많이 합니다.

그래서 나온 방법이 비수술적 요법입니다. 물론 수술적 요법보다는 치료 성적이 좋지 않지만 수술의 단점인 입원, 통증 등이 없어서 심하지 않은 환자에게 우선적으로 사용되는 방법입니다.

비수술적 요법은 흔히 수술보다 결과가 더 좋고 부작용과 통증이 없이 완벽하게 치핵을 치료한다고 환자들에게 잘못 알려져 있어 심지어는 의사가 아닌 민간요법사가 민간요법이나 한방치료라고 하여 마구 시술하고 있어서 환자들이 큰 피해를 입고 있습니다. 어떤 치료든 꼭 대장항문 전문의와의 상담을 통해 하는 것이 가장 바람직합니다.

비수술적 요법의 첫째는 외래 술식으로 할 수 있으며 마취가 필요 없는 고무밴드 결찰요법입니다. 이 방법은 고무밴드를 이용하여 치핵을 묶어 괴사시켜서 떨어뜨리는 방법으로 순수 내치핵에서만 행할 수 있습니다.

성적이 비교적 우수하여 많이 사용되고 있는 방법이지만 자칫 외치핵을 같이 묶는 경우에는 심한 통증을 유발할 수 있습니다. 한 번에 1개의 치핵 밖에 할 수 없어 간격을 두고 해야 되며 상당한 불편감이 7~10일 정도 지속됩니다.

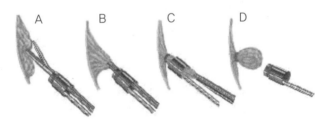

고무밴드 결찰요법

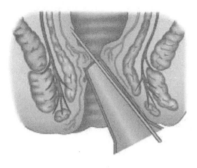

주사경화요법

둘째는 주사경화요법입니다. 이 방법은 약한 경화제 주사약을 치핵에 주사하여 치핵을 딱딱하게 하고, 혈관을 경화시켜서 출혈이 없게 하며 치핵이 밖으로 빠져나오는 것을 방지합니다.

안전한 방법이지만 일시적인 효과만 있으며 출혈성 치핵에서만 쓰이는 경향이 있습니다. 외래에서 아주 간단히 시술이 가능하므로 편리하지만 반복적으로 시행하여야 하는 경우도 있으며 치료 성적이 좋지 않습니다.

셋째는 레이저를 이용하여 치핵을 태우는 방법으로 비교적 치료 성적이 우수하고 조기 치핵에서 사용할 수 있습니다. 레이저를 이용해서 치질을 치료하는 방법은 레이저 치핵 수술과 레이저 치핵응고술이 있습니다.

레이저 치핵 수술은 기존의 수술과 같은 방법인 수술적

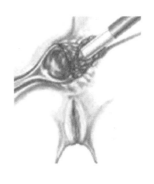

레이저를 이용한 수술

요법이며, 레이저 치핵응고술은 치핵을 레이저로 지져서 태우는 방법입니다. 레이저 치핵응고술은 조기 치핵에 사용되는 방법이므로 치핵이 진행된 경우는 사용이 곤란하며 무리하게 시술하는 경우 항문이 좁아지는 등의 합병증이 많이 생기게 됩니다.

넷째는 동결냉동요법으로 치핵을 얼려서 괴사시키는 방법입니다. 약30분 정도의 치료 시간이 걸리며 악취와 오랜 치유 시간으로 인하여 근래에는 사용하지 않습니다.

그 외에도 치핵 조직에 전류를 흘려서 치핵을 치료하는 울트로이드를 이용한 치료, 적외선 응고법, 점막하 치핵 응고술, 치핵 동맥 결찰술 등이 있습니다.

치핵의
수술적 치료
재발률 약 1%의 좋은 치료 성적

07

 수술은 치핵 치료에 가장 좋은 치료법으로 재발률이 약 1% 정도의 만족스러운 방법이며 3, 4기의 진행된 내치핵은 수술로만 완치를 기대할 수 있습니다. 수술은 망가진 치핵 조직을 제거하여 항문에 존재하는 3~5개의 치핵을 근본적으로 없애는 방법입니다. 수술 후 2~3일 정도 입원을 필요로 하고 수술 후 15일 정도는 배변 시 통증을 느낄 수 있고 여행, 운동을 제한하여야 합니다.

 치핵 수술 시 망가진 치핵 조직의 완전한 제거가 재발을 없애는 데 가장 중요합니다. 치핵 조직의 제거 시 치핵을 감싸고 있는 항문점막을 가능한 많이 살려야 항문이 좁아지는 것을 방지할 수 있습니다.

비수술적 요법은 대부분 치핵 조직과 점막에 같이 손상을 주는 것으로 손상된 치핵 조직이 탈락될 때까지 나쁜 영향을 가질 수 있다는 점도 문제지만 점막 손상이 과도하게 된다면 항문협착이 될 수 있으므로 작은 치핵에서만 사용되는 것입니다.

반면에 수술적 치료는 점막 박리를 할 수 있다는 점에서 심한 치핵에서도 좋은 성적을 보이는 것입니다.

⊙ 일반적인(전통적인) 치핵절제술

일반적인(전통적인) 치핵절제술이란 치핵은 점막과 괄약근 사이에 존재하는 조직이므로 칼이나 가위를 이용해 잘라내고 지혈을 한 후 다시 점막을 꿰매는 수술을 말합니다. 정확히 수술하면 괄약근에 진혀 손상 없이 수술이 가능합니다.

항문이 좁아진다는 이야기는 치핵을 잘라내면서 점막을 과도하게 같이 잘라내기 때문에 생기는 일입니다. 점막이 늘어나 있다면 잘라내야 하지만 필요 없이 점막을 자르지 않

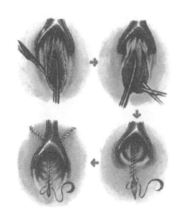

치핵절제술의 단계

으면 좁아지지 않습니다. 합병증은 거의 없으며 재발은 약 1% 정도로 걱정할 필요가 없습니다. 점막 박리 시 점막 손상을 가장 적게 할 수 있는 방법입니다.

레이저 치핵 수술

레이저 수술은 기존의 수술과 같은 방법으로 치핵을 잘라내는 것입니다. 단지 칼로 잘라내던 것을 레이저를 이용하

여 잘라내는 것입니다. 레이저의 장점은 조직을 태우면서 잘라내므로 출혈이 없고 지혈을 위한 별도의 과정이 필요 없다는 것입니다.

단점으로는 레이저가 조직을 태우므로 조직 손상이 칼에 비하여 심합니다. 하지만 출혈이 심한 치핵에서는 출혈을 지혈하기 위해서 별도로 전기 소작을 하는데 이때 조직이 많이 손상되므로 레이저 수술이 유리할 수 있습니다.

🖐 하모닉칼(초음파칼)을 이용한 치핵절제술

하모닉칼이란 1초에 55,000번 진동하는 첨단 장치로 조직에 접촉하면 열 발생 없이 조직이 응고되어서 지혈과 동시에 조직을 자를 수 있도록 만든 특수 칼입니다.

이런 칼을 이용하여 치핵을 절제하면 정상조직의 손상 없이 치핵을 절제할 수 있습니다. 하모닉칼은 여러 외과 영역에서 사용되고 있는 도구이지만 치핵 수술 시 출혈이 없이 치핵을 절제할 수 있다는 장점이 있습니다.

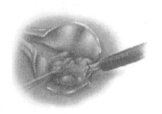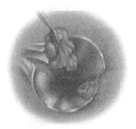

하모닉칼을 이용한 치핵절제술

　하모닉칼은 절단면의 온도의 상승이 거의 없어 정상조직의 손상이 적다는 장점이 있으며, 점막 손상의 정도는 이론상 칼로 인한 박리와 레이저 박리의 중간 정도로 보시면 됩니다.

👐 자동문합기를 이용한 치핵절제술

　자동문합기를 이용한 치핵 수술은 항문의 점막을 치상선 상방 2cm부터 4cm까지를 점막과 점막하조직을 같이 잘라내는 방법으로 순수 내치핵을 같이 절제하는 방법입니다. 외치핵이 같이 있는 경우는 절제가 불가능하지만 혈액 순

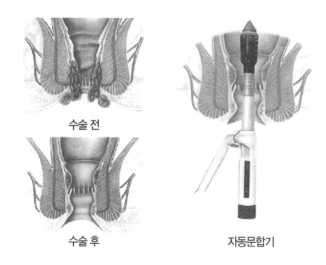

수술 전

수술 후

자동문합기

환이 차단되어 크기가 줄어들 수 있습니다.

아직 치료 성적이 확실치 않은 새로운 방법이지만 순수 내치핵 중에서 크기가 매우 크면서 항문 밖의 피부를 덜 침습한 치핵의 경우는 깨끗하게 절제 가능한 방법입니다.

새로운 시술이라고 하여 기존의 치료법에 비하여 월등히 낫다고 이야기하기는 어렵지만 새로운 기술은 나름대로의 장점을 가지고 있으므로 적절히 이용할 필요가 있습니다.

치핵의 치료에 해당하는 여러 가지 방법 중 어떤 치료법을 선택하느냐가 제일 중요합니다. 새로운 시술법이라고 하여 모든 치핵을 쉽게 해결한다고 생각하면 안 됩니다.

치핵을 치료하는 것은 의사이지 치료 기계가 아니며 어떤 치료 기계가 모든 치핵의 치료에 월등한 치료 효과를 가지지는 않습니다. 요리를 할 때 과일을 깎는 칼과 고기를 자르는 칼은 서로 다른 것처럼 치핵의 모양에 따라 수술방법을 달리하여야 가장 좋은 치료 성적을 낼 수 있습니다.

환자에 따라서 칼, 레이저, 하모닉칼 중 한 가지만 고집하지 말고 적절히 이용하는 것이 중요하며 필요에 따라서 한 환자에서도 여러 가지 방법을 같이 사용하는 것이 바람직합니다.

치핵의
치료 사례

08

정치질 씨의 진단에서 퇴원까지 체험기

🖐 정치질 씨의 치질 발견

25세의 정치질 씨는 아침에 대변을 보고 나서 깜짝 놀랐습니다. 그는 평소에 변비로 변을 보기가 힘이 들어서 고생을 했었는데 오늘도 변비가 있어서 힘을 주어 억지로 배변을 한 후였습니다.

변을 간신히 보고 나서 물을 내리려고 변기를 들여다보다가 깜짝 놀랐습니다. 변기 안이 새빨간 피로 흥건히 되어있는 것을 발견한 것입니다.

　대변출혈이 있으면 대장암을 의심해봐야 한다는 이야기를 들은 적이 있어서 매우 걱정이 되었지만 겁이 나서 병원에 가기가 두려웠습니다.

🩺 진찰과 진단

　정치질 씨는 대장항문과 병원에 방문하여 진찰을 받았습니다. 담당의사선생님은 이야기를 들으시더니 항문출혈이 있으면 원인에 대한 검사를 확실히 하는 것이 좋겠다고 말하였습니다. 그리고 우선 직장수지 검사와 항문경 검사를 해야 한다고 했습니다.

　의사선생님이 정치질 씨를 진찰하고 직장수지 검사와 항문경 검사를 하시더니 "현재 치질이 있습니다. 치질이 상당히 커서 출혈할 가능성이 많지만 현재 검사상 치질에서 출혈이 있는 것은 아니므로 대장 안에 다른 출혈할 만한 병이 있는지 검사를 했으면 좋겠습니다" 라고 말했습니다.

또 다른 검사

"대장 내시경 검사를 했으면 좋겠습니다"라는 의사선생님의 권유에 따라 정치질 씨는 대장 내시경 검사를 받았습니다. 검사한 결과, 대장은 모두 정상이라고 하며 피가 나는 이유가 치질 때문이라는 이야기를 들었습니다.

치질에서 출혈이 있는 것이고 직장암이나 대장암은 아니라는 이야기를 들으니 너무나 안심이 되었습니다. 그러고 나니 이것저것 궁금했습니다.

치핵의 치료 상담

정치질 씨는 피가 나는 내치핵을 어떻게 치료해야 하는지 의사선생님과 상담을 했습니다.

"선생님, 저는 이제 어떻게 치료를 하면 되지요?"

"내치핵은 그 크기나 증상에 따라서 치료가 달라집니다. 내치핵은 1기부터 4기까지 나누며 1기 치핵은 수술을 하지 않고 약물치료나 보존적 요법을 사용하며 2기 치핵은 비수술적 요법을 사용합니다. 하지만 진행된 3기나 4기 치핵은 수술을 해야 합니다."

"선생님, 저는 도대체 몇 기 치핵입니까? 저도 수술을 해야 하나요?"

"정치질 씨는 현재 3기 치핵입니다. 제가 보기에는 입원 수술을 하시는 것이 좋을 것으로 보입니다."

의사선생님의 이야기를 들은 정치질 씨는 하늘이 노래지는 기분이 들었습니다. '치질 수술은 아주 고통스러우며, 수술을 해도 재발하는 경우가 많으며, 나중에 늙으면 괄약근이 약해져서 변을 참을 수 없다고 하는데 큰일이구나' 라고 생각하였습니다.

"선생님, 수술을 하지 않고 치핵을 고치는 방법은 없습니까?"

"정치질 씨, 치핵은 무조건 수술을 하는 것은 아닙니다. 초기 치핵은 보존적 요법을 사용하거나 비수술적 요법을 사용합니다. 하지만 정치질 씨는 너무 진행되어서 그런 방법은 효과가 없으며 거의 다 재발할 것으로 보입니다."

정치질 씨는 너무 걱정이 되었습니다.

"선생님, 수술을 안 하는 방법에는 어떤 것이 있나요?"

"일반적으로 보존적 요법과 비수술적 요법이 있습니다. 보존적인 요법에는 식사요법과 약물요법이 사용되며 비수술적 요법은 고무결찰요법, 경화주사요법, 레이저를 이용한 치료, 동결냉동요법, 울트로이드를 이용한 치료, 적외선 응고법, BICAP bipolar diathermy를 이용한 치핵의 치료, 점막하 치핵응고술(interstitial hemorrhoidectomy), 치핵동맥 결찰술(hemorrhoidal artery ligation) 등 여러 가지 치료법이 개발되어 있습니다."

"선생님, 보존적 요법을 사용하면 어떤 종류의 치핵도 치료가 가능합니까?"

"보존적 요법은 엄밀히 이야기해서 치핵을 없애는 것이 아니라 치핵이 진행하지 않도록 하는 방법입니다. 초기 치핵은 흔히 있으며 이런 초기 치핵을 모두다 적극적인 치료를 할 수는 없어서 보존적 요법을 사용하고 있는 것입니다. 더 진행된 증상이 심하고 크기가 큰 치핵의 경우는 보다 적극적인 치료를 해야 합니다."

"선생님, 그러면 꼭 수술을 해야 하나요?"

"모든 치핵의 가장 확실한 치료는 수술적 치료입니다. 하지만 치핵 수술은 입원을 해야 하며 어느 정도의 통증을 유발하므로 되도록이면 수술을 피하려는 노력을 많이 합니다. 그래서 나온 방법이 비수술적 요법입니다. 물론 수술적 요법보다는 치료 성적이 나쁘지만 수술의 단점인 입원, 통증 등이 없어서 심하지 않은 환자에게 우선적으로 사용되는 방법입니다."

의사선생님은 계속해서 자세히 설명을 해주었습니다.

"비수술적 요법이 흔히 수술보다 더 좋은 성적을 올리며 아무런 부작용이 없고 통증도 없이 완벽히 치핵을 치료한다고 잘못 알려져 있지요. 심지어는 의사가 아닌 민간요법사가 민간요법이나 한방치료라고 하여 마구 시술하고 있어서 일반인에게 잘못 알려져 있는 경우가 많습니다."

정치질 씨는 고개를 흔들면서 물어보았습니다.

"선생님, 무슨 이야기인지 하나도 모르겠어요. 비수술적 치료가 그렇게 여러 가지인데 어떤 치료를 해야 하나요? 너무 치료법이 많아서 어떻게 치료하는 것이 좋을지 전혀 모르겠습니다."

"하하하, 그렇지요. 너무나 많은 치료법이 있다는 이야기는 어떤 치료도 만족스럽지 못하다는 이야기입니다. 최근까지는 1기 치핵은 경화요법이나 적외선 응고법을 사용하고 2기 치핵은 고무밴드 결찰술을 사용하는 것이 보통이었으나 요즘에는 레이저가 도입되면서 레이저 응고법을 사용하는 경우가 많습니다. 제 생각으로는 점막하 레이저 응고술이 그 이론적인 장점으로 앞으로 비수술적 요법에 주를 이루지 않을까 생각합니다."

🎗 치료법의 결정

정치질 씨는 다시 물어보았습니다.

"선생님, 그러면 저는 어떤 치료를 하는 것이 좋을까요?"

의사선생님이 웃으면서 대답했습니다.

"정치질 씨의 치핵은 너무 진행되어서 비수술적 방법으로는 일시적인 효과만 기대할 수 있을 뿐입니다. 간단하다고 심한 치핵을 간단히 치료하면 간단히 재발하게 됩니다. 정치질 씨는 걱정이 많이 되는 것 같군요."

"선생님, 치핵 수술은 많이 아프고 합병증이나 후유증도 있다고 하는데, 수술을 안 하고 치료할 수는 없나요?"

"그런 이야기를 어디에서 들으셨습니까? 치질 수술은 간단한 수술입니다. 물론 항문을 잘 모르는 의사에게 수술하면 잘못될 수도 있지만 항문전문의에게 치료를 받으면 아무런 문제가 생기지 않습니다. 항간에 나도는 이야기 중에 치질 수술을 하면 변이 샌다, 항문이 좁아진다, 치질이 재발된다 등의 말들이 있지만 전혀 사실과 다릅니다."

정치질 씨는 다시 질문을 하였습니다.

"레이저 치핵 수술이 좋다는 이야기를 들었는데, 기존의 수술과 어떤 차이가 있습니까? 그리고 레이저 수술을 하면 입원을 안 해도 되고, 아프지도 않고, 재발도 없다고 하는데 어떤가요?"

"레이저 수술은 기존의 수술과 같은 방법으로 치핵을 잘라내는 것입니다. 단지 칼로 잘라내던 것을 레이저를 이용하여 잘라내는 것입니다. 레이저의 장점은 조직을 태우면서 잘라내기 때문에 출혈이 없게 되므로 지혈을 위한 별도의 과정이 필요가 없는 것입니다. 반면에 단점으로는 레이저가 조직을 태우게 되므로 조직의 손상이 칼에 비하여 심하게 됩니다. 또한 입원 없이 수술을 한다는 것은 거짓말입니다. 물론 치핵 수술을 외래에서 입원 없이 시행할 수는 있습니다."

"선생님, 요 근래에 새로운 치핵 수술법으로 하모닉 치핵 수술이라는 것이 있다고 이야기를 들었는데 그것은 어떤 방법인가요?"

"정치질 씨, 정말 아는 것이 많으시군요. 하모닉 칼이라는 것은 아주 초고속으로 움직이는 막대기로, 지혈과 동시에 조직을 절제할 수 있도록 만든 특수 칼입니다. 기존의 전기소작이나 레이저가 열로써 조직에 손상을 줌에 비하여 이것은 열이 아닌 방법으로 조직에 손상을 주며 출혈 없이 수술이 가능하게 합니다. 일반적으로 레이저 치핵 수술과 비슷하다고 생각하시면 됩니다. 자, 이제 어느 정도 이해가 되십니까?"

🌀 입원과 수술

"선생님, 결국 저는 꼼짝없이 입원해서 치핵 절제 수술을 해야만 되겠군요."

정치질 씨는 아직도 겁이 났지만 입원을 결심하게 되었습니다. 정치질 씨는 간호사를 따라가서 먼저 혈액채취실에서 피를 뽑고 심전도 검사와 가슴사진을 찍게 되었습니다. 정치질 씨는 예쁘게 생긴 최고미 간호사에게 물어보았습니다.

"최간호사님, 저는 지금 치핵 수술을 하기로 하고 왔는데 왜 피는 뽑고 검사를 하세요?"

"지금 하는 검사는 치핵 수술을 한 후 입원하는 동안에 정치질 씨의 몸 상태가 정상적인 약물치료를 해도 되는가를 알아보는 검사입니다. 어느 병원에서나 입원 수술 전에 하는 검사이지요."

예쁜 간호사이지만 조금은 차갑게 생긴 최간호사에게 끌려 다니며 피도 뽑히고 체중도 재고 혈압도 재면서 정치질 씨는 더욱더 겁이 났습니다. 정치질 씨는 자신이 마치 도살

장에 끌려가는 소 같다고 생각하였습니다. 입원수속을 마치고 환자복으로 갈아입고 나니 더 무서워지며 지금이라도 병원을 빠져나가 도망을 가고 싶었습니다. 정치질 씨가 막 문을 나서려는 순간 차가운 최고미 간호사가 문 앞에 서 있었습니다. 체면 때문에 말도 못하고 있는데 최간호사가 이렇게 말했습니다.

"정치질 씨, 수술 전 관장을 해야 해요. 관장은 약 50cc의 글리세린을 이용하여 항문으로 약을 넣게 되지요. 관장 후 약 30분이 지나면 변을 보게 될 것입니다."

생전 처음 관장까지 당하게 되니 정치질 씨는 더 기분이 이상해지며 도망가고 싶었지만 오히려 이젠 너무 늦었구나 하는 생각을 하게 되었습니다. 정말 30분 정도가 되니까 배가 살살 아파오더니 화장실에서 시원한 변을 보게 되었습니다. 잠시 후 의사선생님이 웃으면서 병실로 오시더니 "정치질 씨 수술실로 갑시다" 라고 말하였습니다.

겁에 질린 정치질 씨는 웃는 의사선생님의 얼굴이 마치 괴기영화에 나오는 드라큐라처럼 보이고 심지어 의사선생님이 자기 피를 빨아먹고 싶어서 어쩔 줄을 몰라 하는 것처럼 느껴졌습니다.

수술실에 들어가 수술침대에 누우니 천장에는 수술등이 하얀 빛을 내어 더욱더 정신이 혼미해졌습니다. 최고미 간호사가 들어오더니 역시 차가운 웃음을 지으며 차가운 목소리로 "정치질 씨 링거 주사를 맞아야 합니다"라고 말했습니다.

최간호사는 그의 팔을 걷더니 고무줄로 팔을 묶었습니다. 팔에 피가 안 통해서 약간 저려오는 것을 느낄 때 느닷없이 격렬한 통증이 손에서부터 어깨로 퍼져 왔습니다. 쳐다 보니 차가운 최간호사가 차갑게 웃으며 커다란 바늘로 사정없이 팔을 찌르는 것입니다. 바늘에 링거를 연결하고 나니 링거액이 혈관을 통하여 몸으로 들어가는 것이 보입니다.

최간호사가 정치칠 씨를 엎드리도록 하니까 의사선생님이 들어오시더니 마취에 대해 설명해주었습니다.

"정치질 씨 이제부터 미골마취를 하겠습니다. 미골마취는 미골의 작은 구멍을 통하여 경막외부위에 마취약을 약 15cc 정도 넣는 것입니다. 처음 바늘로 찔를 때 약간 아프며 주사액이 들어갈 때 약간 아픕니다."

잠시 후 다시 꼬리뼈에 바늘이 찔리는 느낌이 들더니 아래가 뻐근한 느낌이 들게 되었습니다.

의사선생님이 마무리하시면서 말했습니다.

"마취는 약 15분 정도의 시간이 흘러야 되니 편안히 기다리세요."

"선생님, 전신마취를 하는 것이 아닌가요?"

정치질 씨는 마취를 하면 정신을 잃는 것으로 알고 있어서 물어보았습니다.

"전신마취는 인체에 위험할 수도 있으므로 반드시 할 필요는 없습니다. 대개 항문부위의 수술은 척추마취나 미골마취를 사용하게 되는데 척추마취의 경우는 수술 후 두통이 오는 경우가 흔해서 저는 가능한 미골마취를 합니다."

약 10분의 시간이 흐르더니 엎드린 상태로 수술포가 덮이는 것을 느꼈습니다. 수술을 하는 것을 소리로 알았지만 보이지는 않아서 답답하였습니다. 시간이 20분 정도 흐르자 의사선생님이 말했습니다.

"자, 수술이 다 됐습니다. 아주 잘 되었으니 걱정하지 않으셔도 됩니다."

의사선생님의 목소리가 들리자 정치질 씨는 자기가 수술실에 엎드려서 수술을 당하고 있다는 사실을 깨달았습니다. 곧 다시 최고미 간호사가 오더니 조그만 이동식 침대로 옮겨서 병실로 옮겨주었습니다. 수술이 끝났다는 사실이 너무나 안심이 되면서 최고미 간호사가 갑자기 다정하게 느껴지며 뽀뽀해 주고 싶은 기분까지 들었습니다.

🖐️ 수술 후 경과(수술한 날)

수술을 오전 10시쯤 했으니 약 4시간 정도 흐른 것 같습니다. 시계를 보니 오후 2시가 되었군요. 정치질 씨는 마취가 약간씩 풀리는 것을 느끼며 통증이 오는 것을 느끼게 되었습니다. 항문의 통증은 그리 심하지는 않지만 아주 불쾌하였습니다. 다시 2시간이 흐른 뒤 통증이 점점 더 심해지는 것을 느끼게 되자 간호사를 찾았습니다.

최고미 간호사가 들어오더니 "정치질 씨, 많이 아프신가요? 수술한 날이 제일 아프답니다. 대개 8시간 정도 흐르면 통증이 많이 경감이 되니 너무 걱정을 하지 마세요" 하더니 엉덩이에 진통제 주사를 놓아주었습니다. 진통제 주사를 맞은 후에 통증이 많이 가셨습니다.

저녁 5시 반이 되자 식사가 나왔습니다. 정치질 씨는 어제부터 밥을 먹지 못해서 많이 허기진 상태라서 맛있게 밥을 먹었습니다. 밥을 먹고 나서 쉬고 있는데 서서히 아랫배가 아파오기 시작했습니다. 조금 아프다가 좋아질 줄 알았는데 배가 아픈 것이 계속되면서 배가 불러왔습니다. 그래서 다시 예쁜 최고미 간호사를 불렀습니다.

"최간호사님, 배가 많이 아파요. 진통제 주사를 다시 놔주세요."

최고미 간호사가 배를 만져보고는 이렇게 말했습니다.

"정치질 씨, 치핵 수술로 배가 아픈 것이 아니라 소변을 못 봐서 배가 아픈 거예요. 소변을 빼주어야 합니다."

"소변을 못 보다니, 항문수술을 했는데 소변을 보지 못한다니 이해를 못하겠는데요. 저는 여태까지 소변에 전혀 문제가 없었습니다."

정치질 씨는 정말 이해를 전혀 못했습니다. 잠시 후 의사 선생님이 들어오시더니 "정치질 씨 소변을 못 보는 이유를 설명드릴게요"라고 하면서 자세한 설명을 해주었습니다.

"방광이나 소변괄약근으로 가는 신경과 항문의 괄약근으로 가는 신경은 같은 척추로 들어가게 됩니다. 보통 사람은 이 두 신경이 서로 다른 신경이지만 약 10%의 사람은 두 신경이 워낙 밀접하게 있어서 항문수술 후 통증이나 자극에 의하여 항문괄약근이 수축 경련을 할 때 소변괄약근도 같이 경련을 하는 경우가 많습니다. 콩팥에서 방광으로는 정상적으로 소변이 차게 되지만 요도의 소변괄약근이 열리지 않으니 방광에 소변이 점점 차면서 복부 통증이 생기게 되는 것입니다. 너무 걱정하지 마세요. 이런 현상은 하루, 길어도 이틀을 넘어가지는 않습니다. 방광이 너무 늘어나게 되면 방광의 근육이 다치게 되어서 더 소변을 보기가 어렵습니다. 제가 소변을 빼줄 테니까 기다리십시오."

의사선생님이 병실 밖으로 나가시더니 무엇인가를 가지고 금방 다시 들어왔습니다. 바지를 내리더니 요도의 끝을 소독한 후 젤리를 잔뜩 묻히더니 가느다란 줄을 요도를 통해서 집어넣었습니다. 요도에 줄이 들어가면서 약간의 통증을 느꼈습니다. 갑자기 줄의 끝에서 소변이 나오면서 복부의 통증이 줄어들기 시작했습니다.

"정치질 씨, 소변을 못 보는 현상은 시간이 흘려야 좋아집니다. 많이 먹거나 이뇨제를 먹게 되면 방광에 더 소변이 차게 되어서 더 힘들며 더 자주 소변을 빼주어야 합니다. 그리고 소변을 한번 뽑으면 약간의 자극이 남아 있어서 약 2일간 소변을 볼 때마다 통증이 있을 수 있습니다. 가능하면 오늘은 물을 적게 마시도록 하세요."

이어서 의사선생님은 유의사항을 말해주었습니다.

"소변을 한번 시원하게 볼 때까지는 물을 마시지 마십시오. 정 목이 마르면 목을 축일 정도로 소량의 물만을 먹도록 하세요. 하나도 걱정할 일은 아닙니다. 항문의 괄약근이 이완이 될 때 소변을 보기가 쉬우니 다음 번 소변을 보고 싶으면 좌욕을 하도록 하세요."

의사선생님은 이야기를 마치고 밖으로 나가셨습니다. 정치질 씨는 아주 걱정이 되었습니다.

저녁이 되고 주위가 조용해지자 다시 통증이 오는 것을

느꼈습니다. 다시 최고미 간호사를 부르는 것이 싫었지만 진통제를 한 대 더 맞아야 잠이 올 것 같아서 최고미 간호사를 불렀습니다.

"간호사님, 진통제를 맞았으면 하는데 진통제를 자주 맞으면 치유가 늦어진다고 들었습니다. 진통제를 맞는 것이 좋을까요? 아니면 그냥 참아볼까요?"

최고미 간호사가 웃으면서 대답했습니다.

"정치질 씨, 진통제를 맞는다고 상처 치유가 늦어지는 것은 아니에요. 통증도 없어지고 통증 시 분비되는 여러 가지 호르몬의 분비를 억제하므로 전체적인 회복에 도움이 됩니다. 물론 진통제를 너무 많이 맞는 것은 좋지 않지만 통증을 억지로 참을 필요는 없어요. 혹시 통증치료기라는 것을 아세요?"

"통증치료기가 무엇인가요? 처음 들어보는데요."

최고미 간호사는 친절하게 설명해주었습니다.

"수술 전에 통증치료기에 대하여 이야기를 못 들으셨어요? 정말 미안합니다. 어떤 수술이든지 수술 후 몸에 어느 정도의 통증은 있을 수 있어서 진통제를 사용하게 되는데,

진통제는 주사나 먹는 약을 사용하는 것이 보통이에요. 하지만 최근에는 통증치료기라고 해서 일정 시간, 일정 양의 진통제가 계속적으로 정맥을 타고 들어가도록 하는 장치가 있지요. 통증치료기를 달면 진통제를 아플 때마다 맞을 필요가 없어요. 약 2일 정도 효과가 있지요."

그 이야기를 들은 정치질 씨는 갑자기 억울한 생각이 들었습니다.

"아니, 그런 것이 있으면 먼저 이야기를 해주어야지 이제 수술이 다 끝나고 나서 이야기하면 어떻게 합니까?"

"죄송해요. 정치질 씨는 치핵이 아주 심하지는 않아서 이야기를 못했어요. 정말 죄송합니다. 지금이라도 원하시면 달아드릴게요. 하지만 지금 정도의 통증이라면 굳이 하실 필요는 없을 것 같아요. 대개 수술 후 저녁 때가 되면 통증은 거의 없어지거든요."

이야기를 들은 정치질 씨는 진통제 주사를 맞아야 하는 자신의 엉덩이를 생각하며 억울하다고 느꼈습니다. 최고미 간호사는 그의 엉덩이에 진통제 주사를 놓아주고 밖으로 나갔습니다.

💡 수술 후 경과(치핵 수술 다음 날)

새벽 4시 아랫배가 뻐근해서 정치질 씨는 깨어났습니다. 깨어나서 정신을 차리니 병원에 입원해서 수술한 것이 생각이 났습니다. 수술부위가 약간은 쓰라리지만 큰 통증은 없어서 다행이라는 생각이 들었습니다.

아랫배가 아픈 것을 보니 다시 소변이 방광에 차 있다는 것을 느꼈습니다. 어제 의사선생님이 좌욕을 하라는 이야기가 생각이 났습니다. 다시 최고미 간호사를 불러서 이야기를 했더니 좌욕판을 가져다 주었습니다. 좌욕판은 물을 담게 되어 있는 플라스틱 용기로 화장실 변기에 올려놓을 수 있게 되어 있었습니다.

"좌욕판에 따뜻한 물을 넣고 약 3분간 앉아있으세요."

"아니 그냥 수돗물을요? 끓인 물이거나 소독약을 섞은 물이거나 소금물을 사용하는 것이 아닌가요?"

"그냥 물에 하세요. 소독약을 섞은 물은 오히려 상처에 더 나빠요. 소금물도 마찬가지구요."

정치질 씨는 좌욕을 하려고 물을 받아놓고 앉으려고 보니 항문에 가제가 붙어 있는 것을 알게 되었습니다. 그래서 다시 최고미 간호사를 부르고는 가제가 붙어 있다고 이야기했습니다.

"가제는 항문에 약간 걸쳐 있어요. 겉의 가제는 그냥 붙어 있는 것이고 그것을 떼어내면 속에 항문에 걸쳐 있는 가제가 있지요. 좌욕을 하면 그냥 떨어지기도 하는데 만약 떨어지지 않으면 그냥 두세요. 아침에 선생님이 회진을 하시면서 떨어져 있지 않으면 가제를 떼어주실 거예요."

최간호사의 설명을 듣고 나서 정치질 씨는 '꽤 복잡하구나' 생각을 하면서 좌욕을 했습니다. 좌욕을 한 후에 소변을 볼려고 하니 소변이 나올 듯하면서도 안 나왔습니다. 그래서 다시 최고미 간호사를 불렀습니다.

"간호사님, 소변이 안 나오는데요? 다시 소변을 빼야 될 것 같아요. 의사선생님을 찾아주세요. 하지만 또 소변을 뽑기는 싫군요. 아직도 요도가 아픈 것 같아요."

"정치질 씨, 좌욕을 해도 소변이 나오지 않으면 샤워를 하면서 소변을 봐 보세요. 저희 병원은 이런 경우를 대비하여 모든 병실에 샤워부스를 해 놓았습니다. 따뜻한 물로 샤워를 하면서 서서 소변을 보도록 하세요. 그러면 도움이 되실 거예요."

정치질 씨는 반신반의하면서 샤워를 했습니다. 따뜻한 물이 온몸을 적시니 온몸의 피곤이 사라지면서 근육이 이완되는 것을 느꼈습니다. 곧 소변이 나올 것 같았습니다. 아랫배에 힘을 주면서 손바닥으로 배를 누르니 조금씩 소변이 나오면서 요도에 통증을 느끼게 되었습니다. 소변이 나오게 되자 온몸에 쾌감이 흐르게 되었습니다.

"아, 배설의 기쁨이여!"

처음에 조금씩 나오던 소변이 시간이 흐르자 아주 정상적으로 많이 나오게 되었습니다.

아침 9시가 되자 의사선생님이 회진을 오셨습니다.

"안녕하세요? 잘 주무셨나요? 소변을 잘 봤다는 이야기를 들었습니다. 축하합니다. 이제 가장 힘든 시기는 지나셨습니다. 어제 수술을 했으니 대개 대변은 내일 보게 될 것입니다."

의사선생님이 항문을 진찰하시고는 "아주 상태가 좋습니다. 수술창에서 약간의 혈액이 섞인 진물이 나는 것은 정상적인 것입니다. 가제가 항문에 약간 끼어 있으니 제가 빼겠습니다. 가제를 뺄 때 약간의 통증이 있을지도 모릅니다."

의사선생님이 가제를 뺄 때 아플까 걱정을 했는데 의외로 통증은 없었습니다.

"선생님, 하나도 아프지 않군요. 제가 이야기 듣기로는 치핵 수술이 아주 아프다고 들었는데 통증이 심하지는 않아요."

"정치질 씨, 치핵 수술이 통증이 심하다는 이야기는 옛날 이야기입니다. 예전에는 치핵 수술에 대하여 이해가 부족하고 출혈이 심하여서 치핵 수술 후 지혈목적으로 항문 안에 가제를 밀어 넣었습니다. 이 가제로 인하여 심한 통증이 유발되어서 수술한 날 환자들이 병실을 밤새도록 기어다니면서 통증을 느꼈습니다. 그러나 근래에는 치핵 수술이 주위조직에 손상을 최소로 하며 지혈을 철저히 하여 항문 안에 가제를 넣지 않도록 할 뿐만 아니라 보다 개선된 진통제를 사용하므로 통증은 거의 문제가 되지 않습니다. 물론 항문이 아주 예민한 분을 고통을 느끼지만 통증치료기를 하는 경우 통증을 호소하는 사람은 10명 중에 1명도 되지 않습니다."

의사선생님은 계속해서 설명을 하였습니다.

"정치질 씨, 오늘은 하루 4번 정도의 좌욕을 하시도록 하고, 좌욕은 3분 정도만 하세요. 좌욕을 너무 오래하면 오히려 상처가 붙어서 치유가 늦어질 수도 있습니다. 대변을 대부분 내일 보는 경우가 많지만 오늘 볼 수도 있습니다. 배변을 보게 되면 바로 좌욕을 하시고 가능하면 물로 세척을 해주세요. 그리고 배변 시 출혈이 있는 것이 정상이니 너무 걱정하지는 마세요. 약간의 출혈, 즉 5방울 이하의 출혈은 걱정할 필요 없습니다. 하지만 계속 피가 나면 제게 이야기해주셔야 합니다."

의사선생님은 말을 마친 뒤 밖으로 나갔습니다. 정치질 씨는 하루 종일 TV, 신문 등을 보며 병실에서 지냈습니다. 특별한 통증도 불편함도 없었지만 소변을 볼 때마다 요도에 약간의 통증이 있었습니다. 하지만 자꾸 시간이 가니 그것도 덜해지는 것 같아서 아주 만족했습니다.

😊 수술한 2일째

　정치질 씨는 산뜻한 기분으로 일어났습니다. 먼저 세수와 샤워를 하고 나서 식전에 먹으라고 병원에서 준 섬유소를 큰 스푼으로 떠서 컵에 섞어서 먹었습니다. 약간 비위가 상했지만 먹을 만했습니다.

　어제 처음 먹을 때 컵에 섞은 후 10분 정도 있다가 먹을려고 했더니 너무 끈적해서 먹지 못했던 것이 기억이 났습니다. 섞은 후 바로 먹어야 한다고 이야기를 들었지만 무시했더니 그렇게 되었습니다.

　아침식사를 하고 나서 아랫배가 약간씩 움직이는 것을 느꼈습니다. 드디어 기다리던, 그리고 오지 않았으면 하던 시간이 온 것을 직감적으로 느꼈습니다. 화장실에 가고 싶은 기분이 드는 것입니다. 약간은 설렘과 두려움을 가지고 화장실로 갔습니다.

　화장실에 앉으니 바로 대변이 나오는 것입니다. 그런데 이게 웬일입니까? 생각보다는 통증이 심하지 않았는데 평소의 습관으로 변기 안을 보니 너무나 굵은 변이 변기를 가득 채우고 있는 것이 아니겠습니까? 기다리던 아침 회진 시간에 잘생기지는 않았지만 호감이 가는 의사선생님이 들어오셨습니다.

"선생님, 안녕하세요. 궁금한 것이 있어서 선생님을 기다렸습니다."

"네, 안녕하세요. 궁금한 것이 무엇인가요?"

"오늘 변을 보았는데 너무나 양이 많으며 대변이 굵게 나왔습니다. 제 대장이 이상이 생기거나, 수술한 곳이 찢어진 것은 아닐까요?"

의사선생님이 환하게 웃으면서 대답하였습니다.

"걱정하지 마세요. 변을 굵게 본다고 하여 수술한 곳이 찢어지는 것은 아닙니다. 평소보다 변을 굵게 보는 것은 주로 섬유소의 효과입니다. 수술 후 배변을 쉽게 하기 위해서, 그리고 변을 중화하기 위해서 섬유소를 당분간 복용하시는 것이 좋습니다. 섬유소가 대변의 양을 늘리고 대변을 부드럽게 하여 배변을 쉽게 해줍니다. 하지만 어떤 경우는 너무 대변을 자주 보게 될 수도 있으니, 배변 횟수가 많아지면 저와 상의하여서 먹는 양을 조절하여야 합니다."

의사선생님이 계속 설명해 주었습니다.

"과거에는 배변 시 너무 힘을 주면 치핵 수술한 곳이 찢어진다고 하거나, 아니면 치핵 수술 후 약을 사용하여 약 5일까지도 변을 보지 않도록 하기도 했었습니다. 하지만 정상적으로 식사를 빨리 하고 배변을 하도록 하여 정상적인 생활로 빨리 돌아가도록 하는 것이 이상적입니다. 또 치핵 수술의 상처는 다른 상처와 달리 배변을 해야 하는 위치에 있으며 대변이 지나가고 대변이 묻기 때문에 다른 수술의 상처와는 많이 다릅니다."

정치질 씨는 궁금했습니다.

"선생님, 어떻게 다른데요?"

"그런 상처를 우리는 1차 치유상처라고 합니다. 1차 치유는 보통 우리가 꿰매 놓으면 그냥 붙는 경우를 이야기합니다. 이에 비해 2차 치유상처라는 것이 있는데, 예를 들어 큰 교통사고가 나서 허벅지의 살점이 크게 파였다고 합시다. 게다가 상처에 염증이 생긴 경우, 바로 상처를 꿰매면 염증이 생기게 됩니다. 그런 경우는 상처를 꿰매지 않고 물로 세척을 하거나 매일 소독을 하면서 기다리게 됩니다. 상처의 크기에 따라서 치유기간은 다르지만 시간이 흐르면 그 상처는 자연히 없어지게 됩니다. 이런 치유를 2차 치유라고 합니다. 치핵 수술한 부위도 이런 2차 치유를 거치게 됩니다. 그래서 수술 후 약 4주간 항문에서 약간의 진물이 나게 되는 것입니다."

정치질 씨는 설명을 듣고는 5일치 약을 받고 퇴원을 했습니다. 퇴원을 할 때 최고미 간호사가 약이 떨어질 때 병원에 오라고 했습니다. 퇴원을 할 때 보니 최고미 간호사가 상당히 미인이라는 생각이 들었습니다.

🏥 퇴원 후의 생활

정치질 씨는 회사에 1주일 동안 휴가를 얻은 상태이므로 회사에는 갈 필요가 없었습니다. 걷는 것은 이상이 없었으나 아직은 오래 앉아 있기는 어려웠습니다.

병원에서 1시간 이상은 계속 앉아있지 말라는 이야기를 들었으므로 집에서는 주로 누워서 그 동안 밀린 잠과 비디

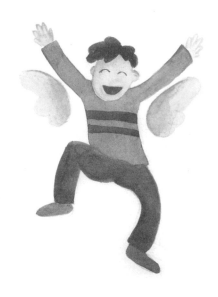

오 보기, 독서 등으로 시간을 보냈습니다.

　5일이 지난 후 병원에 가서 진찰을 했더니 1주일치 약을 주면서 1주일 간격으로 병원에서 진찰을 해야 하며 수술 후 2주간은 여행, 운동을 제한하라는 이야기를 들었습니다.

　수술 후 2주간은 치핵 수술 시 결찰한 치핵동맥 부위가 탈락하는 시기인데, 이 시기에 갑자기 출혈이 있을 수 있다는 설명이었습니다. 그리고 출혈의 양이 많으면 병원에서 지혈주사나 지혈처치, 심하면 지혈수술을 할 수도 있다고 했습니다. 여행할 때나 비행기 안에서 이런 일이 있으면 큰일이겠지요.

정치질 씨는 회사에 다시 출근하여 정상적으로 일을 했습니다. 아직 진물이 나서 가제를 항문에 대고 있어야 하는 것 외에는 큰 불편함은 없었습니다.

4주째 병원을 방문하니 의사선생님이 진찰하시고는 이렇게 말하였습니다.

"정치질 씨 상처가 다 나았군요. 이제는 상처 보호를 위하여 좌약을 드릴 테니 좌약만 넣으시고 이제 병원에 안 나오셔도 됩니다."

이 말을 들은 정치질 씨는 너무 기뻐서 날아갈 듯한 기분이 들었습니다.

3부
치열

치열이란?
급성치열과 만성치열

치열은 항문연에서 치상선에 있는 항문관 부위의 열상을 말합니다. 치열은 항문이 찢어지는 상태이므로 배변 시 통증과 출혈이 특징입니다. 통증은 배변 시 따끔 하는 정도부터 배변 시 매우 심하여 견딜 수 없을 정도까지 다양하며 통증의 시간도 몇 초에서 심하면 하루 종일 아플 정도로 다양합니다. 출혈은 항문에서 있으므로 아주 새빨간 선혈이 나오는 것이 특징이며, 휴지에 묻는 정도가 보통이지만 변기가 빨갛게 될 정도로 피가 많이 나오기도 합니다.

치열의 원인에 대하여서는 논란이 많지만 변비가 가장 큰 문제로 보고 있습니다. 하지만 변비가 있는 모든 환자에게 서 치열이 있는 것은 아니며 치열이 생기는 환자가 반드시 변비가 있는 것은 아니므로 치열의 원인에 대한 설명으로 는 부족합니다.

치열이 생기는 사람들을 보면 90% 이상에서 항문 안의 압력이 올라가 있는 것을 볼 수 있습니다. 이런 과도한 압력 이 항문 내의 혈액 순환을 나쁘게 하여 항문 점막이 약해져 쉽게 치열이 생길 수 있습니다. 드물게 결핵, 크론씨병, 매 독, 임질 등에 의하여 2차적으로 생기는 경우도 있습니다.

치열은 다시 급성 치열과 만성 치열로 나뉘어집니다. 급 성 치열이란 배변 시 변비 등에 의하여 찢어져 있는 상태이 므로 변비를 없애고 간단한 좌욕 등을 통해 좋아질 수 있습 니다. 만성 치열이란 급성 치열이 계속된 변비 등에 의해 진 행하여 항문의 구조적인 변화를 유발한 상태로 이때는 약 물 치료로 좋아지지 않으며 수술적 치료를 해야 합니다.

여성에게서 분만과 관련해 치열이 생기는 경우는 정상 분 만한 사람의 약 3~9%에서 볼 수 있습니다. 정상 분만 때 생

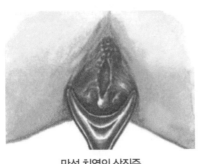

만성 치열의 삼징증

긴 회음부의 손상에 의하여 주로 앞쪽의 점막이나 직장에 상처가 생기게 됩니다. 치유 과정에서 유착이 생겨 배변 시 유착된 곳이 과도한 압력을 받으면 치열이 발생한다고 생각됩니다.

어린이에게 생기는 치열은 변비와 관련이 많습니다. 특히 모유를 우유로 바꾸거나, 분유를 바꾸거나 하는 경우에 심한 변비와 동반되어 치열이 생기는 것이 특징적입니다. 어린이의 치유 능력이 어른에 비하여 좋으며 향후 항문이 성장하면서 좋아지는 경우가 많아서 아주 심해도 수술적 치료보다는 변비를 치료하는 보존적 치료가 우선입니다.

치열 치료
만성 치열에 효과적인 수술

02

급성 치열의 경우 변비가 없어지도록 약을 사용하고, 국소 마취 연고나 좌욕을 하며, 배변 후 물로 항문 세척을 하면 약 2주 정도면 치유됩니다. 하지만 급성 치열이 약물 등의 보존적 요법으로 좋아지지 않으면 만성 치열로 진행할 수 있습니다.

만성 치열의 치료는 수술 치료가 주입니다. 수술은 크게 세 가지로 나뉘는데 수지 확장술, 내괄약근 절개술, 피판이동술이 있습니다.

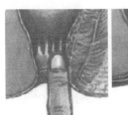 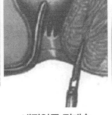 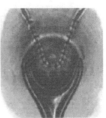

수지 확장술   내괄약근 절개술   피판이동술

　수지 확장술이란 말 그대로 항문에 손가락을 넣어서 괄약근을 늘리는 방법입니다. 그러나 과도하게 늘리면 변을 참지 못하는 변실금이 생길 수 있으며, 작게 늘리면 재발이 되는 등 조절이 어려워서 근래에는 잘 쓰이지 않습니다.

　내괄약근 절개술이 일반적으로 많이 사용되는 치열 수술입니다. 적절한 양의 내괄약근의 일부만을 절개하므로 수술 후 변을 참는 능력은 거의 손상 없이 치열만 치료할 수 있습니다. 외래에서 수술을 시행할 수도 있으나 입원하여 수술을 하는 것이 안전합니다. 수술 후 통증은 거의 없고 바로 일상 생활이 가능합니다.

　어떤 환자는 항문의 압력이 정상이거나 떨어져 있는데도 치열이 생깁니다. 또한 어떤 환자는 내괄약근 절개술을 사용하여도 치열이 좋아지지 않는 경우도 있습니다. 이런 경우 사용되는 방법이 항문피판이동술입니다. 이것은 찢어진 상처를 그냥 꿰매면 다시 재발하므로 바깥쪽 항문 피부를 이용하여 상처를 덮어 주는 방법입니다.

　이 방법은 괄약근의 손상을 주지 않아도 된다는 장점이 있으나 수술 시 1주일 정도의 입원이 필요하다는 단점이 있으며 옮겨 놓은 피판이 떨어지는 경우도 약 10% 정도 발생할 수 있습니다. 항문이 좁아져 있는 경우에는 피판이동술을 이용하면 항문이 커지게 되므로 반드시 이 방법을 사용하여야 합니다.

4부
치루

항문농양

항문 주위에 생긴 농양

항문농양이란 항문 주위에 고름이 고여 있는 것을 의미합니다. 증상은 항문 주위의 통증과 잔변감, 미열 등이 있습니다. 피부 주위에 생기는 농양의 경우는 밖으로 돌출되거나 터져서 고름이나 피가 나오게 되어 쉽게 진단이 가능합니다. 그러나 항문 깊이 생기는 경우는 대장항문 전문의가 보아도 진단이 잘 안 되는 경우가 많습니다.

진단이 애매한 경우는 경항문 초음파를 시행하면 진단이 가능합니다. 경항문 초음파란 특수 초음파로, 항문으로 초음파 기계를 넣어서 염증이나 괄약근의 상태를 보는 검사입니다.

항문농양이 생기는 이유는 단순모낭염이나 봉와직염으로 인한 경우가 10% 정도인데 이런 염증은 심하지 않으면 항생제, 심하면 단순 배농으로 치유가 가능합니다. 문제는 치루가 원인인 경우인데 이런 경우는 치루에 대한 근치수술을 해야만 항문농양이 완치됩니다.

농양이 심해서 병원에 오는 경우 우선 농양을 없애주어야 합니다. 농양은 국소마취하에 배농을 할 수도 있는데 아주 심한 통증을 유발하므로 배농을 위해서도 마취와 1일 입원이 필요합니다. 항문농양 배농과 치루 근치 수술을 같이 하면 2일 정도의 입원이 필요하며, 퇴원 후 바로 운동이나 일상 생활이 가능합니다.

마취 후 배농을 하고 검사해 보면 치루가 항문농양의 원인이 아닐 수도 있습니다. 이런 경우는 배농만 합니다.

치루란?
항문이나 직장 주위에 생긴 염증이 문제

02

치루는 육아조직으로 된 섬유성 관으로 항문관이나 직장에 내공이 있고 항문 주위 피부에 1개 또는 그 이상의 외공을 가지는 것을 말하지만, 내공이나 외공이 없이 한쪽 끝만 열린 누관도 치루에 포함됩니다. 쉽게 말하면 직장과 밖을 통하게 하는 것은 정상적으로는 항문뿐이지만 치루는 일종의 샛길이 있는 것입니다. 또한 결핵, 궤양성 대장염이나 크론씨병에서도 치루가 흔히 발생될 수 있습니다.

치루는 대부분 항문에 정상적으로 존재하는 일종의 땀샘

인 항문샘에서 염증이 시작되어 항문 주위나 직장 주위에 염증으로 농양을 형성합니다. 이 농양이 터지면서 항문 안과 밖이 연결되면 염증이 회복된 후 항문 안이나 직장 안이 결국 회음부와 연결이 되면서 누공이 생깁니다.

직장수지 검사를 하면 내공에 해당하는 부분에서 오목한 부분을 만질 수도 있으며, 외공에서 항문강까지 연결되는 코드 같은 딱딱한 누관이 만져지기도 합니다.

진단에는 항문경 검사나 직장경 검사, 항문초음파 등을 이용합니다. 감별해야 할 질환으로는 화농성 한선염, 모소동, 감염된 피지낭포 등이 있습니다.

또한 여러 항문 질환과 동반되는 경우가 많아서 병력상 수개월 내지 수년간 항문 주위에 반복해서 농양이 생기거나 분비물이 있을 수 있습니다.

치루의 전형적인 증상은 동통이 선행한 후에 항문 주위가 붓고 농양이 생기거나 항문 주위의 외공을 통하여 농이 흘러나오는 것입니다.

기타 원인에 의한 치루는?

03

결핵성 치루 · 이차성 치루 · 치열에 의한 치루

🖐 결핵성 치루

치루의 5~10% 정도가 결핵성이며 이들 대부분은 폐결핵을 동반합니다. 드물게는 신체 다른 부위에 결핵성 병변 없이도 올 수 있습니다. 특징적인 임상 증상은 없으나, 주로 외공이 크고 다발성으로 지저분한 육아조직으로 차 있으면서 주위 피부는 변색되어 있습니다. 누관은 넓고 잘 만져지지 않으며 누르면 묽은 분비물이 나옵니다.

만성적인 치루의 경우 누관벽을 반복 채취하여 병리조직 검사를 시행한 후 결핵성 치루로 진단하기도 합니다.

치료는 폐에 활동성 병변이 있으면 2~3개월 항결핵제를 투여한 후 수술합니다. 또 폐에 병변이 비활동성이거나 없으면 신체 다른 부위에 결핵 병변이 없는 것을 조사, 확인한 후 즉시 수술을 합니다.

상처 치유는 느리지만 수술방법은 비결핵성 치루와 차이가 없습니다. 대개 수술 상처가 완전히 치유될 때까지 항결핵제를 투여합니다.

이차성 치루

외상이나 골반강 내의 염증에 의하여 치루가 생길 수 있으며 이러한 경우는 여러 가지 주위 기관에 염증이나 손상이 동반되어 보통 치루와는 달리 치료가 매우 어려운 경우가 많습니다. 염증성 장염의 종류인 궤양성 대장염이나 크론씨병에서 치루가 동반되는 경우가 많습니다.

염증성 장염이란 장의 점막이나 장벽 전체의 원인 불명의 염증으로, 크론씨병은 장벽 전체의 염증으로 장에 구멍이 생겨 흔히 치루가 생길 수 있습니다. 장의 점막만 염증이 있는 궤양성 대장염은 크론씨병보다 드물지만 약 7%에서 항문 주위의 질환을 동반합니다.

임상적으로 궤양성 대장염과 크론씨병은 감별이 잘 되지 않고, 두 가지 병의 치료가 다르므로 대장항문 전문의와 상담해서 치료하는 것이 좋습니다.

🖐 치열에 의한 치루

항문의 모든 질환에 의해서도 치루가 생길 수 있는데 가장 흔한 것이 치열에 의하여 생긴 치루입니다. 치열에 의하여 생기는 치루가 약 7%에 달하며 치열이 흔히 생기는 위치인 후방과 전방에 흔합니다.

치열이 심하여 염증이 생기는 경우에 발생하며, 대개 비후된 항문 유두에서 시작하여 괄약근을 통과하지 않으며 치루절개술로 치료합니다.

　이 외에 치루의 원인으로는 치핵이 있습니다. 치핵에 염증이 있는 경우에 치루가 생길 수 있으며, 치핵 수술 후 합병증으로 치루가 생기는 경우가 있습니다.

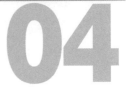

치루의 치료
치루절개술과 항문피판 성형술

근래에 치루의 치료에 대하여 주사약이나 머리카락, 실로 묶어서 치료한다고 선전하는 사람들이 있는데 이런 치료의 효과에 대하여서는 아직 만족할 만한 성과가 없습니다.

약물을 사용하여 치루를 없애는 것은 생체의 혈전을 유발하는 약을 치루의 외공에 주사하여 치루를 막고 나서 자연적으로 치료를 기대하는 방법입니다. 이론적으로 치루가 자연 치료가 된다면 이 방법이 좋으나 현재 아주 간단한 치루 이외에는 치료가 잘 안 되며 재발률이 높고 약값이 일반

적 치루 수술비용보다 훨씬 많이 들어 별로 권할 만한 방법
이 아닙니다.

치루의 유일한 치료방법은 수술이며 가장 중요한 요점은
치루의 항문 안쪽 구멍(내공)을 발견하여 이를 없애주고 누
관을 없애주어야 하는데 괄약근과의 상호 관계에 따라 변
실금 없이 치료하는 것입니다. 이를 위해 전통적인 치루절
개술을 시행하는데 이는 누관에 관련된 괄약근을 포함하여
모든 조직을 절개하여 상처가 밑에서부터 차 나와서 치유
되는 방법입니다.

내공을 확실히 없애고 누관 자체는 염증만 잘 배농이 되
면 자연 치유가 가능합니다. 치루는 절대로 약물이나 자연

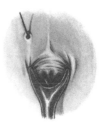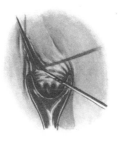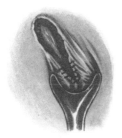

치루절개술

적으로 좋아지는 법은 없습니다.

이론적으로 가장 좋은 수술방법은 내공을 실로 꿰매서 없애고 이를 보호하기 위하여 항문점막을 피판으로 만들어서 덮어주는 것입니다. 이를 '항문피판 성형술' 이라고 하는데 꿰매놓은 안쪽 상처를 보호하기 위하여서는 약 5일간 금식을 해야 하므로 적어도 1주일 이상 입원해야 합니다. 현재까지는 아무리 잘 관리하여도 약 10% 정도가 안쪽 상처에 염증이 생기며 이 경우 재발이 문제입니다.

항문피판 성형술의 장기간의 입원기간과 재발률 때문에 현재는 치루절개술을 선호합니다. 치루절개술이란 치루의 누관의 뚜껑을 따 주는 방법을 말합니다. 치루를 절개한 후 상처를 그대로 두어 상처가 자연히 차 오도록 하는

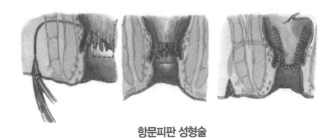

항문피판 성형술

방법입니다.

　이 방법은 내공을 확실히 찾은 경우 99.9%의 완치율을 보이며 입원기간이 3일 이하이고 수술 후 통증도 거의 없습니다. 다만 문제는 치루관이 대부분 괄약근을 지나므로 치루절개 수술을 하면 괄약근이 손상된다는 점입니다. 괄약근은 내괄약근과 외괄약근으로 나누는데 외괄약근의 50% 정도만 남아 있으면 배변 기능이 유지되므로 일반적인 치루인 경우는 우선적으로 치루 절개 수술을 고려합니다.

　항문 주위에 염증이 원주형으로 파급된 마제형 치루와 같은 복잡한 치루 등은 치루절개술을 하면 괄약근 손상이 크고 상처가 커서 치유되는 데 몇 달이 걸리고 항문 변형이나 변실금 등의 기능 장애가 남을 수 있습니다.

　따라서 항문피판 성형술이나 실로 묶는 등 괄약근을 보존하는 여러 가지 방법을 사용하는데 어느 방법이든 재발률이나 괄약근 보존 정도에 문제가 있습니다.

치루암

치루 예방 및 적기치료

치루를 치료하지 않고 오래 놓아 두면 만성적인 염증에 의하여 치루암으로 발전하는 경우가 드물지만 있습니다. 즉, 치루암은 치루가 생겼을 때 치료하지 않은 채 20년 이상 지나면 생기는 것이 보통입니다.

치루암의 특징은 성장이 느리고 조직분화도가 낮습니다. 전이는 서혜부로 가장 잘 일어납니다. 항문의 이상이 의심되어 병원에서 진찰을 하면 치루암 예방이 가능합니다.

치루암은 매우 드문 병이긴 하지만 항문 직장을 광범위하

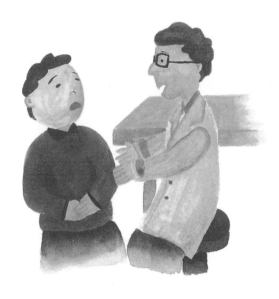

게 절제해야 하며 예후는 매우 불량하므로 치루는 발견 즉
시 치료를 해야 합니다.

소아 치루

한 살 미만의 남아에서 많이 발생

1세 미만의 소아에서도 치루는 생길 수 있습니다. 그러나 소아 치루는 어른의 치루와는 다르게 외공이 양측방에 있는 경우가 많고, 누관이 깊지 않고, 주행 경로가 단순한 저위형 치루가 특징입니다.

소아 치루는 1세 미만에 생기는 경우가 많으며, 95% 이상이 남아에게 생기고 우유를 먹는 유아가 모유를 먹은 유아보다 발생률이 높은 특징이 있습니다.

남아에게 발생률이 높은 이유에 대해서는 아직 잘 알려져 있지 않으나, 남성 호르몬이 치루의 발생에 큰 역할을 할 가능성이 있는 것과 관련이 있으리라 생각합니다.

과거에는 자연 치유가 된다고 하여 1세까지 기다렸다가 자연 치유되지 않으면 치루절개술을 했습니다. 그러나 자연 치유율이 아주 낮으며 염증이 자주 발생하여 발열을 일으키므로 성장 발육을 저해하는 경우가 많아서 요즘에는 발견되면 바로 수술을 하는 경향이 있습니다. 과거와는 달리 현재는 국소마취제와 수면주사제가 발달하여 국소마취로 수술할 수 있습니다.

5부
치질에 대한 진실
그리고 상식

치질에 대한 오해와 진실
01
치질 바로 알기

🧐 치질을 그냥 두면 암이 되는가?

앞서 얘기했듯이 치질이 전체 항문의 모든 병이라면 '예' 가 답이 되지만, 일반적으로 치질로 표현되는 치핵이라면 '아니요' 가 답입니다. 치루는 암으로 발전할 수 있지만 치핵은 암이 되지 않습니다.

다시 말하면 치핵은 일종의 퇴행성 변화이며 나이가 먹거나 항문을 혹사하게 되어서 생기는 병으로 이해됩니다. 따라서 치핵을 그냥 두면 더 심해지거나, 치핵의 합병증인 출혈, 동통 등이 생기지만 암으로 진행하지는 않습니다.

치핵이 있으면서 직장암이 같이 있을 수는 있습니다. 하지만 치핵이 있다고 직장암의 빈도가 높아지는 것은 아니므로 걱정할 필요는 없습니다.

다만 치핵의 주증상의 하나인 항문출혈은 직장암의 증상이기도 하므로 간과하면 안 됩니다. 항문출혈이 있는데도 치핵이라고 생각하고 그냥 두었다가 나중에 암이 발견되어 낭패를 보는 경우를 종종 볼 수 있습니다.

치핵이 있다고 하더라도 출혈이 반복적이거나 지속적으로 있다면 반드시 대장 내시경 검사를 하여 출혈의 원인이 치핵인지, 직장암에 의한 것인지 확인하여야 합니다.

🖐 치핵은 수술을 해도 재발한다?

과거에는 치핵 수술이 재발이 많아서 문제가 되었으며 주위에 보면 치핵 수술을 두 번씩 하거나 치핵 수술을 했어도 다시 재발해서 고생을 하는 사람들을 드물지 않게 볼 수 있었습니다.

그러나 현재의 대장항문 전문의사의 치핵 수술 후 재발통계는 재수술이 필요할 정도의 재발률은 약 1% 정도에 불과합니다. 경한 치핵의 재발로 일시적인 약물 치료 등이 필요할 정도를 포함해도 5% 정도이므로 치핵 수술 한 번으로 완치가 된다고 생각하셔도 됩니다.

과거에 치핵 수술의 재발이 많은 것은 전문적인 지식이 모자란 의사에게 수술을 한 경우이거나 비수술적 요법으로 치료한 경우 때문이라고 볼 수 있습니다.

⚕ 치핵 수술을 하면 변을 참기 어렵다?

결론적으로 이야기해서 답은 '아니다' 입니다. 치핵은 점막과 괄약근 사이의 결체조직으로 수술 시 괄약근을 손상시킬 이유가 없습니다. 전문적인 수술을 받는 경우엔 괄약근 손상은 전혀 없이 수술을 하게 됩니다.

⚕️ 치핵 수술은 매우 아프다?

    과거 치핵 수술이 전문화가 안 되었던 시절에는 치핵 수술 후 통증이 매우 심하였습니다. 치핵 조직은 혈관이 매우 풍성한 조직이어서 수술 시 치핵 조직을 완전 제거하지 못하면 지혈이 어렵습니다.

    전문적인 항문지식이 모자란 상태에서 수술을 하게 되면 지혈을 위하여 불필요한 조작이 필요하며 지혈을 위하여 괄약근에 손상을 주거나 괄약근에 지혈봉합을 하게 됩니다. 수술 시 괄약근에 봉합을 하게 되는 경우는 어느 정도는 통증을 느끼게 됩니다.

    과거에는 수술 후 지혈을 위하여 압박이 필요하여 많은 양의 가제를 항문에 박아 넣어야 했는데 상처가 압박을 받아서 심한 통증을 느끼게 됩니다.

    반면에 근래의 치핵 수술은 섬세하게 치핵 조직만 박리하여 제거하므로 수술 후 통증으로 고생하는 경우는 매우 드뭅니다.

🔮 치핵 수술을 하면 변비가 좋아진다?

치핵은 연한 조직으로 아무리 치핵이 커도 배변 시 변에 치핵이 밀려서 나올 뿐, 대변을 치핵이 막지는 않습니다. 변비가 있는 분들이 치핵이 심한 경향이 있어서 이런 그릇된 인식이 있는 것 같습니다. 치핵 수술을 한다고 해서 변비가 좋아지는 것은 아닙니다.

알아두면 좋은 치질 상식

02

항문 건강을 위해 알아두기

🎗 다이어트와 치질의 관계는?

다이어트를 하면 식사량이 적고 섬유질 섭취량이 부족합니다. 특히 여성은 남성에 비해 수분 섭취량이 반밖에 되지 않고, 운동량도 적어 더욱더 변비에 걸리기 쉽습니다.

먼저 다이어트 시에는 변비 완화를 위해서 칼로리가 전혀 없도록 제조된 섬유소 제제를 복용하는 것이 좋습니다. 다이어트에 의한 치질 치료를 위해서는 우선 야채나 과일을 통해 식이섬유소와 수분을 적극적으로 섭취해야 합니다. 더불어 규칙적인 식사와 올바른 배변습관 및 온수 좌욕을 하는 게 중요합니다.

다이어트를 하는 여성의 경우 변비로 인해 변이 토끼 똥처럼 단단하고 작아지게 되는데, 이것은 항문에 상처를 주어 치열이 많이 생깁니다. 치열은 초기에는 약물 치료를 하지만 진행되면 수술이 필요합니다. 치열을 치료하지 않고 오래 두면 상처가 깊어져서 치루로 발전하기도 합니다. 이

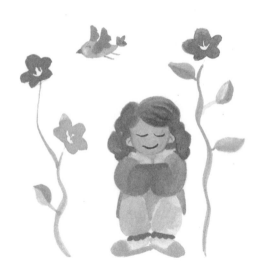

런 치루는 근치적 수술이 필요합니다.

다이어트에 의한 변비가 있는 여성의 치핵은 탈항만 되는 점막형 치핵보다는 출혈과 통증이 주증상인 혈관형 치핵이 많은 것이 특징입니다. 즉, 출혈만 있고 치핵이 빠져나왔다 하더라도 배변 후 바로 저절로 들어가는 1~2도의 경증 치핵이 많습니다.

1~2도 치핵일 경우에는 약물요법과 함께, 경화제 치료나 고무밴드 결찰법을 시행합니다. 치핵이 빠져나왔다가 저절로 들어가지 않는 3~4도의 중증 치핵이라면 결혼 전 수술적 치료가 바람직합니다.

🧑‍⚕️ 탈항과 직장탈의 차이는?

치핵이 밖으로 밀려나오는 경우를 '탈항' 이라고 하며, 직장탈은 직장의 점막층이나 전벽이 항문을 통하여 밖으로 빠져나온 질환을 말합니다. 직장탈은 대장항문 전문의가 아닌 의사나 더욱이 일반인의 경우에는 4기 치핵을 직장탈

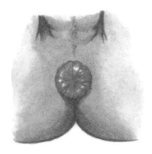 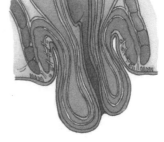

직장탈 그림   직장탈 모식도

이라고 말하는 경우가 종종 있으므로 대장항문 전문의의
진단이 필요합니다.

두 병변은 직장의 점막이 항문 밖으로 나온 것은 같습니
다. 하지만 직장탈은 정상적인 점막이 밖으로 나와 있는 것
이며, 치핵은 치핵 조직이 커져 직장의 점막을 밀고 나온 것
으로 근본적으로 직장탈과 치핵은 다릅니다.

탈출된 치핵은 치핵절제술을 통해 치료될 수 있으며 약
2~3일의 입원기간이 필요합니다. 하지만 직장탈은 항문을
통하여 직장을 잘라내거나, 복부를 통하여 직장을 후복강
에 부착시키는 커다란 수술을 해야 하는 병입니다.

직장탈을 수술하기 위해서는 항문의 기능과 배변 기능에 대한 다양한 검사가 필요하며, 입원기간도 10일 정도가 필요합니다.

따라서 이 두 가지의 진단에 따라 입원기간과 비용이 많은 차이를 보이므로, 정확한 진단 후 치료 계획을 세우는 것이 무엇보다 중요합니다.

직장탈은 치료를 하지 않은 채 두면 직장으로 가는 신경의 손상을 유발하여 괄약근의 기능을 마비시켜 변실금을 일으키기도 합니다. 이런 변실금은 직장탈을 교정하여도 회복되지 않을 수 있으므로 조기에 검사하고 치료하여야 합니다.

👨‍⚕️ 임신과 출산 후 생긴 치핵은 어떻게 해야 하나요?

임신을 하면 호르몬의 변화 및 자궁의 크기가 커져 혈액순환이 원활하지 못하고 혈액량이 증가합니다. 또 임신은 복강 내 압력을 상승시키고, 자연히 항문의 압력도 상승하

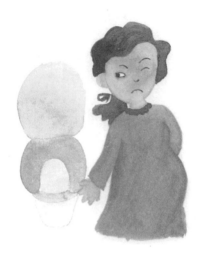

게 되어, 늘어나 있는 치핵 혈관에 피가 모여 치핵 덩어리가 커집니다. 또 임신과 연관되어 변비가 생기면서 치핵은 더 심해질 수 있습니다.

임신 중 치핵은 가능한 보존적 치료를 하는 것이 원칙입니다. 대개는 온수 좌욕을 하면 되지만, 치질 급성 발작이라고 해서 응고된 피가 모인 혈전성 치핵이 급격히 커져 항문 밖으로 나온 다음(탈항) 다시 들어가지 않아 썩는 경우가 있습니다. 이때는 심한 통증과 출혈을 동반하기 때문에 빈혈까지 일으키고, 정상 분만을 견디지 못하기도 하므로 임신

중이라도 응급 수술을 해야 합니다.

간혹 태아에 이상이 없을까 두려움을 표시하는 산모를 접하는데, 안전한 마취약과 약을 사용하므로 별 문제가 없습니다. 척추마취를 하고 옆으로 누운 상태로 치핵 수술을 하는데 치핵 수술이나 척추마취 모두 태아나 산모에게 위험하지 않습니다.

단지 수술이라는 스트레스가 조산을 유발할 수 있다는 이론적인 근거 때문에 가능하다면 연기하는 것입니다. 하지만 통증이 심하여 통증에 의한 스트레스가 더 큰 문제가 된다면 수술하는 것이 현명합니다.

분만 시에는 임신 전 혹은 임신 중 발생한 치핵이 악화되거나, 심지어 치료했던 치핵이 재발하거나 없던 치핵이 생기기도 합니다.

보통은 온수 좌욕 등 보존적 요법을 시행하면 2개월 정도 지나면 정상으로 돌아오지만, 그 이상 지속될 경우에는 치료를 받아야 합니다.

하지만 자연 분만 후에 더 심해진 치핵이 도저히 참을 수 없는 통증을 유발한다면 그 전에 수술을 하기도 합니다. 특히 임신 중에 치질로 고생한 경험이 있다면 출산 후 2개월 정도 지나 전문의에게 검사를 받고 수술 여부를 결정하는 것이 좋습니다. 경미한 치핵이라도 크기가 크다면 다음 임신을 대비하여 수술을 하는 것이 좋습니다.

⊙ 올바른 좌욕법은 어떻게 하는 것인가요?

치핵으로 인해 출혈이나 항문이 불편한 경우 일시적으로 증상을 완화시키기에는 좌욕이 좋습니다. 좌욕은 항문괄약근을 이완시켜 근육 경련으로 인한 통증을 줄여 줍니다. 그리고 항문 부위를 청결히 세척하고 혈액 순환을 좋게 하여 항문에 생긴 혈전의 용해나 상처의 치유를 촉진시킵니다.

수돗물을 손으로 만져서 따끈하게 느낄 정도(약 40℃)로 온수와 냉수를 적당히 섞어 좌욕기나 대야 등에 3분의 2 정도 채웁니다. 그런 다음 엉덩이를 벌리면서 충분히 담근 후 항문의 괄약근을 오므렸다 폈다 하며 약 5~10분간 계속합니다.

이때 물에 소독약이나 소금 등을 넣을 필요는 없습니다. 배변 직후에 좌욕을 하면 좋습니다. 물이 너무 뜨거우면 화상을 입기 쉽고, 너무 오래 하는 것도 좋지 않습니다. 샤워기를 이용해도 좋고, 욕조에 물을 받아놓고 들어가서 앉아 있어도 좋습니다.

허리나 엉덩이가 차면 항문의 혈액 순환이 나빠지므로 가급적 찬 곳에 앉는 것을 피하고 항상 엉덩이를 따뜻하게 해주어야 합니다.

CONCLUSION

글을 마치면서

치질은 50대엔 50%, 70대엔 70%가 걸리며 거의 모든 사람에게 평생에 한 번 이상 문제를 유발하는 아주 흔한 질환이지만, 실제로 치질에 대하여 잘 알고 대처하지 못하는 사람이 많습니다.

치질 전문의사인 저자의 입장에선 잘못된 생활습관으로 인해 치질이 생겨서 고생하는 사람이나 조기 치료시기를 놓쳐서 고생하는 환자를 보면서 안타까움이 많이 생겼습니다.

최근 대장암이 발생빈도가 늘고 치질 치료를 전문적으로 하는 대장항문 의사가 많이 늘면서 대장항문 질환에 대한 서적들이 많이 나오고 있습니다.

의사가 저술하는 책의 경우는 전문적인 의견이나 의사 입장에서 서술한 내용이 많아서 일반인이 이해하기는 좀 어렵거나 너무 치료적인 시술에 대한 치우침이 있으며, 의사가 아닌 저자가 쓴 책은 편향된 내용으로 오해를 불러오기가 쉽다는 문제점이 있습니다.

이 책은 치료적인 내용보다는 증상을 위주로 하여 예방적인 점에 비중을 두고 집에서 할 수 있는 실제적인 점을 강조하였습니다. 그리고 이해하기 쉽도록 그림을 많이 사용하여 책을 읽는 독자에게 한층 다가가려고 노력하였습니다.

항상 책이 나올 때엔 아쉬움이 많이 남습니다. 비록 완벽한 책은 아니지만 대장항문 질환을 쉽게 쓰기 위하여 최선의 노력을 하였습니다. 이 책을 통해 치질을 이해하고 치질 예방과 치료 선택에 도움이 되길 바랍니다.

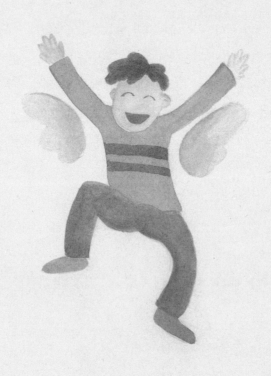

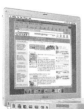

중 앙 생 활 사
중앙경제평론사

Joongang Life Publishing Co./Joongang Economy Publishing Co.

중앙생활사는 건강한 생활, 행복한 삶을 일군다는 신념 아래 설립된 건강·실용서 전문 출판사로서
치열한 생존경쟁에 심신이 지친 현대인에게 건강과 생활의 지혜를 주는 책을 발간하고 있습니다.

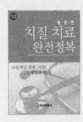

똑똑한 치질 치료 완전정복

초판 1쇄 인쇄 | 2009년 5월 21일
초판 1쇄 발행 | 2009년 5월 25일

지은이 | 정희원·오소향(Huiwon Jeong · Sohyang Oh)
펴낸이 | 최점옥(Jeomog Choi)
펴낸곳 | 중앙생활사(Joongang Life Publishing Co.)

대　　표 | 김용주
책 임 편 집 | 범수미
본문디자인 | 박성현

출력 | 국제피알　종이 | 서울지류유통　인쇄·제본 | 신흥P&P

잘못된 책은 바꾸어 드립니다.
가격은 표지 뒷면에 있습니다.

ISBN 978-89-6141-048-9(04510)
ISBN 978-89-6141-044-1(세트)

등록 | 1999년 1월 16일 제2-2730호
주소 | ⊕100-789 서울시 중구 왕십리길 160(신당5동 171) 도로교통공단 신관 4층
전화 | (02)2253-4463(代)　팩스 | (02)2253-7988
홈페이지 | www.japub.co.kr　이메일 | japub@naver.com | japub21@empal.com
♣ 중앙생활사는 중앙경제평론사·중앙에듀북스와 자매회사입니다.

▶ 홈페이지에서 구입하시면 많은 혜택이 있습니다.

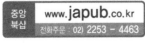

※ 이 도서의 국립중앙도서관 출판시도서목록(CIP)은 e-CIP 홈페이지(www.nl.go.kr/cip.php)에서
이용하실 수 있습니다.(CIP제어번호: CIP2009001298)